Prof. Dr. Otto Hallwachs

Ratgeber Urologie für Frauen und Männer

Meiner lieben Frau,
die bei der Abfassung dieses Buches
»mitgelitten« hat!

Prof. Dr. Otto Hallwachs

Ratgeber Urologie
für Frauen und Männer

Was Sie über Nieren, Blase und Prostata
wissen sollten

Ratgeber Ehrenwirth

Die Deutsche Bibliothek – CIP-Einheitsaufnahme

Hallwachs, Otto:
Ratgeber Urologie für Frauen und Männer / Otto Hallwachs . –
München : Ehrenwirth, 1999
(Ratgeber Ehrenwirth)
ISBN 3-431-03559-0

ISBN 3-431-03559-0

Umschlag: Konturwerk, Rainald Schwarz, München
Umschlagfotos: Tony Stone, München
Satz: ew print & medien service gmbh, Würzburg
Zeichnungen: Sonja Klebe, Großhelfendorf
Druck: Landesverlag, Linz
Printed in Austria

Inhalt

Vorwort 9

Teil I: Erkrankungen des Harnapparats erkennen 11
Symptome, die auf eine Erkrankung der Nieren oder der Blase hinweisen 11
– Veränderungen des Harns 11
– Veränderungen beim Wasserlassen 12
Typische Schmerzformen urologischer Erkrankungen 13
Harnuntersuchung 15
Röntgenologische und endoskopische Untersuchungen in der Urologie 16
– Übersichtsaufnahme 17
– Ausscheidungsurographie 18
– Retrograde Pyelographie 19
– Zystographie 19
– Urethrographie 19
– Ultraschalluntersuchung (Sonographie) 19
– Computertomographie (CT) 21
– Kernspintomographie (NMR) 23
– Nuklearmedizinische Verfahren 23
– Blasenspiegelung (Zystoskopie) 24
– Harnstrahlmessung (Uroflowmetrie) 26

Teil II: Niere 28
Anatomie und Physiologie von Nieren und Harnleitern 28
Nieren – Filter für das Blut 29
Nieren(becken)entzündung (Pyelonephritis) 31
Schwangerschaft und Harnwegsinfekte 34
Bakterieller Hospitalismus – im Krankenhaus erworbene Harnwegsinfekte 35
Der Harnstein 38
– Zur Geschichte des Harnsteinleidens 39
– Ursachen der Harnsteinbildung 41
Steinkoliken und ihre Behandlung 43
– Die extrakorporale Stoßwellenlithotripsie (ESWL) 45

– ESWL-Versorgungskonzepte 48
– Behandlungsergebnisse mit der ESWL 49
Blasensteine 49
Rezidivsteinprophylaxe – wie lassen sich Harnsteine verhüten? 50
– Vermehrte Flüssigkeitszufuhr – Harnverdünnung 50
– Was darf man und was sollte man als Harnsteinkranker nicht essen und trinken? 51
– Verhütung von Kalziumoxalatsteinen 53
– Verhütung von Phosphatsteinen (Infektsteinen) 55
– Verhütung von Harnsäuresteinen 55
– Verhütung von Zystinsteinen 56
Renale Hypertonie – durch Minderdurchblutung der Nieren ausgelöster Bluthochdruck 57
Nierenzellkarzinom 58
Nierenbeckenkarzinom 60
Akute und chronische Niereninsuffizienz 61
Die künstliche Niere 64
– Vor- und Nachteile der Heim- bzw. Zentrumsdialyse 66
Nierentransplantation 67

Teil III: Blase 70
Anatomie und Physiologie von Harnblase und Harnröhre 70
Blasenentzündung (Zystitis) 72
Die Reizblase bei der Frau 77
Kaltfußdysurie 80
Unfreiwilliger Harnabgang – Harninkontinenz 81
– Belastungs- bzw. Streßinkontinenz 83
– Dranginkontinenz 84
Behandlungsmöglichkeiten bei Streß- bzw. Belastungsinkontinenz 85
– Physikalische Behandlungsmethoden – Beckenbodentraining 85
– Medikamentöse Behandlung 89
– Operative Therapie der weiblichen Streß- bzw. Belastungsinkontinenz 90
– Operative Therapie der männlichen Harninkontinenz 91
Behandlungsmöglichkeiten bei Dranginkontinenz 92
– Physikalische Behandlungsmethoden »Blasen- und Toilettentraining« 92
– Medikamentöse Behandlung der motorischen Dranginkontinenz 93
Hilfsmittel bei Harninkontinenz 94
Harnblasenkrebs 95

Künstliche Harnableitungen 101
Grundsätzliches zur Stomapflege 102
Urologische Probleme und Notfälle bei Kindern 103
– Paraphimose – sog. Spanischer Kragen 106
– Hodentorsion 108
– Hodenhochstand 109

Teil IV: Prostata 111
Anatomie und Physiologie der Prostata 111
Medizinischer Rückblick 112
Altersbedingte Vergrößerung der Prostata 113
Entzündung der Prostata (Prostatitis) 114
– Akute Prostatitis 115
– Chronische Prostatitis 116
Vorbeugungsmaßnahmen gegen eine Entzündung der Prostata 119
Kongestion (Schwellung) der Prostata 120
Das sogenannte anogenitale Syndrom 121
Das psycho-vegetative Urogenitalsyndrom 121
Erektile Dysfunktion – Impotenz 122
– Schwellkörperautoinjektionstherapie 128
– Vakuumsaugpumpe als Erektionshilfesystem 129
– Penisprothese 129
Benigne Prostatahyperplasie (BPH): Gutartige Prostatavergrößerung – Prostatahypertrophie – Prostataadenom 130
– Warum kommt es zu einer BPH? 130
– Wo entsteht die BPH in der Prostata? 131
Symptome der BPH 132
– Balkenblase – Überlaufblase – Restharn 134
– Kompletter Harnverhalt 136
Die medikamentöse Behandlung der BPH 137
– Die nichthormonelle Behandlung der BPH: Phytopharmaka und Alpha-Rezeptorenblocker 138
– Die hormonelle Behandlung der BPH 143
Die operative Behandlung der BPH 145
– Transvesikale suprapubische Prostatektomie 149
– Retropubische prävesikale Prostatektomie 149
– Transurethrale Resektion der Prostata (TUR-P) 150
Folgeerscheinungen nach Operationen an der Prostata 154
Spätkomplikationen nach Eingriffen an der Prostata 157
Neuere Alternativverfahren zur Behandlung der BPH 159
– Spiralen und Stents 160

– Lasertechnik 161
– Überwärmungsverfahren 163
Prostatakrebs 165
Diagnostik des Prostatakarzinoms 167
– Krebsfrüherkennungsuntersuchung und Heilungschancen 170
Therapiemöglichkeiten beim Prostatakarzinom 173
– Radikale Prostatektomie (RP) 173
– Strahlentherapie 176
– Palliativtherapie des fortgeschrittenen Prostatakarzinoms 177
– Sekundärtherapie des metastasierten Prostatakarzinoms 180
– Chemotherapie des hormonrefraktären Prostatakarzinoms 181
– Schmerzbehandlung des hormonunempfindlichen Prostatakarzinoms 181

Vorwort

Dieser Ratgeber möchte dazu beitragen, das weit verbreitete Informationsdefizit über Urologie, die Lehre und Wissenschaft von den Krankheiten der Niere und harnableitenden Organe, etwas abzubauen. Gerade in den zurückliegenden drei Jahrzehnten hat dieses relativ kleine, aber wichtige Teilgebiet der Medizin, mit dem fast jeder irgendwann im Leben einmal in Berührung kommt, beachtliche Fortschritte gemacht.

Die extrakorporale Stoßwellenlithotripsie (ESWL), ein nicht operatives Verfahren, mit dem sich seit Anfang der 80er Jahre annähernd alle Steine in den Nieren und harnableitenden Organen schmerzfrei zertrümmern lassen, hat die bis dahin übliche operative Entfernung von Harnsteinen genauso revolutioniert wie neue endoskopische Verfahren die Diagnostik und Therapie von Geschwülsten im Urogenitaltrakt. Organerhaltende Tumoroperationen, z. B. an der Niere, zählen heute bereits – unter bestimmten Voraussetzungen – zu den etablierten Therapieverfahren. Andererseits haben die mittels radikaler Tumorchirurgie in jüngster Zeit erzielten Fortschritte beim Prostata- und Harnblasenkrebs sowie neue Harnableitungsverfahren die Indikationsstellung für solche Eingriffe wesentlich erweitert.

Auf die nicht kontinenten, d. h. »nassen« Harnableitungen wie das Ileum- oder Kolon-Conduit, über die der Urin in einen am Körper befestigten Auffangbeutel abfließt, folgten seit 1979 zunehmend kontinente, d. h. »trockene« Harnableitungen wie der Kock- oder Mainz-Pouch, aus denen der Urin über ein Hautstoma durch einen Katheter entleert wird. Inzwischen besteht bereits weitgehend Konsens, daß der Blasenersatz in Form einer aus Dünndarm rekonstruierten sog. Neoblase an der Stelle der zuvor entfernten Karzinomblase mit Anschluß an die belassene Harnröhre – vorausgesetzt, diese ist tumorfrei – der Erhaltung einer normalen Lebensqualität am nächsten kommt, weil eben der natürliche Entleerungsmechanismus erhalten bleibt.

Die TUR-P, d. h. die Resektion (Entfernung) der benignen, also gutartigen Prostatahyperplasie (BPH) mittels einer über die Harnröhre (transurethral) eingeführten elektrischen Schlinge – seit Jahrzehnten therapeutischer »Gold-Standard« bei der BPH –, erhält neuerdings Konkurrenz durch sog. Alternativverfahren wie etwa die interstitielle

Laserkoagulation, die ohne Narkose und Blutverlust eine gewisse Erweiterung der prostatischen Harnröhre ermöglicht.

Im folgenden soll der bislang von urologischen Beschwerden hoffentlich weitgehend verschont gebliebene Leser aber nicht nur über neue Behandlungsverfahren informiert werden, sondern mehr noch – gewissermaßen vorab – über Symptome urologischer Erkrankungen, die vielleicht im späteren Leben einmal in Erscheinung treten, sowie über entsprechende Möglichkeiten, diese dann rechtzeitig zu erkennen und richtig einordnen zu können.

Das Recht auf möglichst umfassende Aufklärung über seine Erkrankung steht heute zwar jedem Patienten zu, doch häufig versteht der medizinische Laie den in der Regel mit lateinischen Fachausdrücken gespickten Ärztejargon nicht. Dann bleibt ihm nur, wie Fiordiligi und Dorabella in Mozarts Oper »Cosi fan tutte« zu flehen: »Herr Doktor, reden Sie, daß wir's verstehen.« Doch auf gezielte Fragen muß er meist verzichten, weil ihm hierfür einfach das notwendige Wissen fehlt. Sich dieses zumindest in Umrissen anzueignen, ist jedoch schon allein deshalb wichtig, weil nach geltender Rechtsprechung die Einwilligung eines Patienten zu einem geplanten Eingriff nur dann wirksam ist, wenn er weiß, um was es geht, und somit vor einer Operation deren Erfolgsaussichten und mögliche Risiken gegenüber Vor- und Nachteilen anderer Behandlungsmöglichkeiten in etwa abwägen kann.

Der Arzt muß zwischen Verfahren unterscheiden können, die allein der technische Fortschritt ermöglicht, und solchen, die tatsächlich einen Vorteil für den Patienten bedeuten!

War man wie der Verfasser dieses Buches drei Jahrzehnte mit den körperlichen Beschwerden und Schmerzen, psychischen Problemen und vor allem Tumorerkrankungen urologischer Patienten konfrontiert, möchte man die dabei gewonnenen Erfahrungen an all die Menschen weitergeben, die möglicherweise einmal auf entsprechende Hilfe angewiesen sein könnten. Sollten zukünftige Patienten nach der Lektüre dieses Buches bestimmte Warnsignale urologischer Erkrankungen frühzeitiger erkennen und richtig deuten können und sogar den Willen aufbringen, sich die eine oder andere – aus urologischer Sicht – ungute Angewohnheit abzugewöhnen, um einer möglichen Erkrankung vorzubeugen, dann hat dieses Buch sein Anliegen erfüllt!

Prof. Dr. Otto Hallwachs

Teil I: Erkrankungen des Harnapparats erkennen

Symptome, die auf eine Erkrankung der Nieren oder der Blase hinweisen

Veränderungen des Harns

»Zwei Dinge trüben sich beim Kranken, a) der Urin, b) die Gedanken.« *(Eugen Roth)*

Der Umstand, daß wir unseren frisch gelassenen Urin mehrmals am Tag selbst betrachten können, macht die Nieren und ableitenden Harnwege gewissermaßen zu den am besten »überwachten« Organen unseres Körpers.

In früheren Zeiten war die Uroskopie, d. h. die Betrachtung des Harns, die wichtigste ärztliche Untersuchung und das Uringlas, in dem die Medizin des Mittelalters sozusagen ihren Kosmos sah, das einzige Sprechzimmerinventar des Arztes.

Man war der Meinung, mit Hilfe der Harnschau annähernd alle erdenklichen Zustände des menschlichen Körpers erkennen und aus dem Harn sogar ablesen zu können, welcher Natur der Mensch sei: »Ist der Harn rot und dick, so ist der Mensch hitzig und ein sanguinischer Typ. Ist der Harn rot und dünn, ist der Mensch zwar auch hitzig, aber ein Choleriker. Ein weißer und dicker Harn deutet auf eine kalte Natur im Sinne eines Phlegmatikers, und ist der Harn weiß und dünn, so ist der Mensch kalt von Natur und stets traurig im Sinne des Melancholikers.« Somit brauchte der Arzt den jeweiligen Patienten nicht einmal persönlich zu sehen, um eine Diagnose oder Prognose zu stellen.

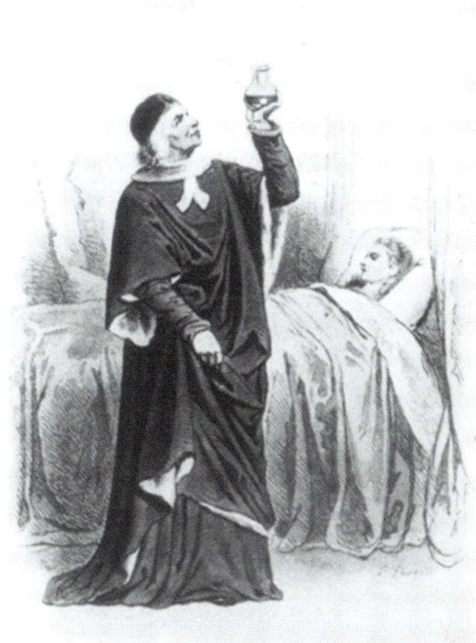

Abb. 1 Französische Lithographie aus dem 19. Jahrhundert nach einer Illustration in einer medizinischen Bilderhandschrift.

Auch in der heutigen Zeit steht die Harnschau mit einer inzwischen quantitativen wie auch qualitativen Analyse des Urins bei Erkrankungen der Nieren und/oder harnableitenden Organe (Nierenbecken, Harnleiter, Blase, Harnröhre) weiterhin am Anfang aller diagnostischen Überlegungen.

Farbe des Urins

Die normale Farbe des Urins schwankt je nach Konzentration der gelösten Stoffe zwischen hellgelb und bräunlich. Zusätzlich bewirken die mit der Nahrung oder über Medikamente zugeführten Farbstoffkomponenten eine Verfärbung des Urins. Durch Blutfarbstoffe, die aus geschädigten roten Blutkörperchen oder infolge blutender Verletzungen oder Tumoren im Bereich der Nieren oder ableitenden Harnorgane in den Urin übertreten, verfärbt sich der Urin rotbraun. Bakterien, weiße Blutkörperchen, Eiweiß, Schleim, Fibrin, Prostatasekret (Spermien) oder eine vermehrte Ausscheidung von Phosphaten verursachen eine Eintrübung des frisch gelassenen Urins.

Frischer Harn, der nach Ammoniak oder faulig, jauchig riecht, deutet auf eine Infektion der Harnwege. Bestimmte Gemüse und Früchte, vor allem Spargel oder Knoblauch, aber auch Medikamente sowie verschiedene akute und chronische Vergiftungen können typische Harngerüche erzeugen.

Veränderungen beim Wasserlassen

Uroflowmetrie

Der aus urologischer Sicht Gesunde entleert seine Blase in der Regel mit einem Harnfluß von 20 bis 30 Milliliter pro Sekunde innerhalb von 10 bis 15 Sekunden restharnfrei. Die unter fortlaufender Messung des Harnstrahls aufgezeichnete Harnflußkurve (Uroflowmetrie) ist dann z. B. beim Vorliegen irgendwelcher Beschwerden bei der Blasenentleerung (Miktionsbeschwerden) gewissermaßen die »Visitenkarte« bei der Konsultation eines Urologen und zusätzlich bereits die »Kreditkarte« für alle weiteren sich aus der Analyse der Harnflußkurve ergebenden diagnostischen und therapeutischen Maßnahmen. Ein verzögerter Beginn beim Wasserlassen mit gelegentlich etwas gedrehtem oder gespaltenem und gleichzeitig abgeschwächtem Harnstrahl sowie eine insgesamt verlängerte Miktionszeit sind typisch für ein Harnabflußhindernis unterhalb der Blase. Dabei handelt es sich dann meist um ein vergrößertes, den Blasenhals bzw. die hintere Harnröhre einengendes Prostataadenom; gleiche Symptome verursachen aber auch Verengungen (Strikturen) der hinteren oder vorderen Harnröhre.

Ein bei Tag und Nacht häufigerer Harndrang (Pollakisurie) ist meist Folge eines verringerten Fassungsvermögens (Kapazität) der Harnblase, wie dies bei einer sog. nervösen bzw. funktionell verkleinerten, aber auch narbig geschrumpften Blase der Fall ist. Ebenfalls häufigerer, dann aber meist schmerzhafter Harndrang findet sich bei jeder banalen Blasenschleimhautentzündung.

Nykturie

Vorwiegend während der Nacht einsetzender Harndrang (Nykturie) kann Folge einer stark vergrößerten Prostata oder einer nicht oder zumindest nicht ausreichend behandelten Herzmuskelschwäche (Herzinsuffizienz) sein. Ein in seiner Leistungsfähigkeit eingeschränktes (insuffizientes) Herz schafft es tagsüber bei körperlicher Betätigung einfach nicht, außer der Versorgung aller lebensnotwendigen Organe mit Blut auch noch ausreichend Lebenssaft durch die Nieren zu pumpen, damit ein mögliches Zuviel an Körperflüssigkeit sofort wieder ausgeschieden wird. Diese verbleibt somit zunächst im Körper, verursacht dort an bestimmten Stellen Ödeme, die äußerlich an den gegen Abend anschwellenden Fußknöcheln erkennbar sind, und wird erst nachts, wenn das (geschwächte) Herz fast ausschließlich für die Nieren arbeitet, wieder ausgeschwemmt.

Typische Schmerzformen urologischer Erkrankungen

Die in einem erkrankten Organ bestehenden oder auf andere Organe projizierten Schmerzen sind ein häufiges Leitsymptom urologischer Erkrankungen. So ist ein gleichbleibend dumpfer Organdauerschmerz typisch für eine Entzündung. Ist diese in einer oder beiden Nieren vorhanden wie z. B. bei der akuten Pyelonephritis, führt die Volumenzunahme des entzündeten Nierengewebes bei nicht ausreichend dehnbarer Nierenkapsel zu einem anhaltenden Spannungsschmerz, der unterhalb der 12. Rippe in den Oberbauch und die Nabelgegend ausstrahlt.

Ein mehr uncharakteristisches Druckgefühl im Oberbauch kann u. a. auch durch einen großen, vielleicht sogar schon tastbaren Nierentumor hervorgerufen werden. Ebenso kann eine meist angeborene Lageanomalie einer oder gelegentlich auch beider Nieren oder ein durch eine chronische Harnabflußstörung überdehntes Nierenbeckenkelchsystem zu Nierenschmerzen führen.

! Davon abzugrenzen sind die sich häufig in eine oder beide Nierengegenden verlagernden chronischen Kreuzschmerzen bei muskulären Verspannungen infolge statischer oder degenerativer Veränderungen der Wirbelsäule.

Koliken

Kolikartige Schmerzen treten dann auf, wenn in einem geschlossenen Hohlorgan wie dem Nierenbecken oder Harnleiter oberhalb eines eingeklemmten oder zumindest vorübergehend ein komplettes Harnabflußhindernis bildenden Steins, Blutgerinnsels oder einer Nierenpapille (z. B. bei Einnahme von phenacetinhaltigen Medikamenten ohne medizinische Indikation bzw. in übermäßiger Dosierung) plötzlich ein Urinstau entsteht und dadurch Druck und Wandspannung im Nierenbecken/Harnleiter zunehmen. Durch den dabei reflektorisch in Mitleidenschaft gezogenen Magen-Darm-Trakt kommt es dann häufig zu Übelkeit, unter Umständen zu Erbrechen sowie Blähungen (bis zum Stuhlverhalt).

Gleitet ein Nierenstein in den Harnleiter ab, »wandern« auch die Kolikschmerzen in den Bauchraum bzw. Unterbauch und können, wenn der Stein unmittelbar vor der Blase festsitzt, sogar bis in die Genitalgegend und Innenfläche der Oberschenkel ausstrahlen. Die Schmerzausstrahlung entspricht jedenfalls immer der jeweiligen Lage des Abflußhindernisses im Harnleiter und kann deshalb wichtige diagnostische Hinweise geben. »Erfahrene Steinbildner«, die bereits mehrere spontane Steinabgänge hinter sich haben, können meistens sogar relativ genau angeben, wo sich der Stein befindet, wie z. B. kurz vor der Blase.

! Bei Flanken- und/oder Rückenschmerzen sind die Betroffenen häufig der irrtümlichen Meinung, es handle sich um einen Hexenschuß und eventuell gleichzeitig vorhandene Bauchschmerzen seien lediglich die Folge einer Magen-Darm-Störung. Statt zum Hausarzt oder Urologen zu gehen, behandeln sie sich dann oft selbst und natürlich meist falsch.

In der Abbildung 2 sind die bei den verschiedenen Erkrankungen im Bauchraum bzw. hinter dem Bauchfell jeweils typischen Schmerzausstrahlungen aufgezeichnet.

Beim akuten Harnverhalt (wenn die Blase übervoll ist, aber nicht mehr spontan entleert werden kann) kommt es zu kaum mehr ertragbaren Blasenschmerzen, die unter krampflösenden Medikamenten vielleicht etwas nachlassen, aber nur dann endgültig verschwinden, wenn die überfüllte Blase über einen Harnröhrenkatheter oder eine

Cystofix

sog. suprapubische Blasenfistel (Cystofix) entleert werden konnte.

Ein Dauerschmerz über der Schambeinfuge (Symphyse) spricht für eine Entzündung der Harnblase. Dann genügt meist schon die geringste Blasenfüllung, um in der entzündeten Blasenwand einen Dehnungsreiz zu erzeugen, der seinerseits einen schmerzhaften, in der Regel imperativen, also unwiderstehlichen Harndrang auslöst.

Eine Kongestion (Schwellung) der Prostata verursacht beim Mann ein dumpfes Druck- bzw. Spannungsgefühl im Dammbereich, die akute Entzündung dieses Organs (Prostatitis) dagegen eine hochgradige Druckschmerzhaftigkeit. Die für eine vorzeitige Befreiung vom Wehrdienst oft mitentscheidende Diagnose einer akuten Prostatitis war zumindest in früheren Zeiten weitgehend abhängig vom »Temperament des Zeigefingers« des jeweiligen Untersuchers!

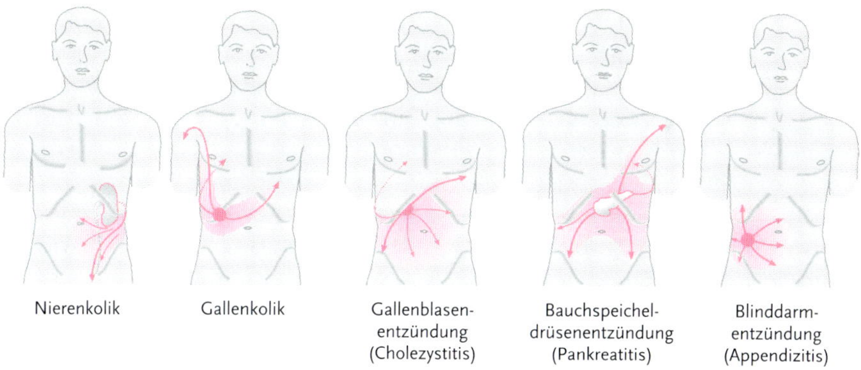

***Abb. 2** Typische Schmerzausstrahlung bei verschiedenen Erkrankungen im Bauchraum (intraperitoneal) und hinter dem Bauchfell (retroperitoneal)*

Harnuntersuchung

Für die Untersuchung des Urins wird bei Männern und Frauen der sog. Mittelstrahlurin, bei Frauen gelegentlich auch noch Katheterurin verwendet. Männer müssen zuerst ihre Vorhaut zurückziehen und die Eichel besonders um die Harnröhrenöffnung herum säubern, Frauen ihre Schamlippen spreizen und sich mit feuchter Watte gut abtrocknen *(Wischrichtung immer von vorne nach hinten!)*. Setzt der Urinstrahl ein, werden davon die ersten 10 bis 20 ml verworfen und der dann folgende Mittelstrahlurin in einem sterilen Gefäß aufgefangen.

Ein Teststreifen mit in der Regel 6 verschiedenen Feldern, in die unterschiedliche Testchemikalien eingegeben sind, die sich jeweils verfärben, wenn im Urin Bakterien, rote bzw. weiße Blutkörperchen, Eiweiß oder Zucker enthalten sind, wird kurz in den Urin getaucht: Damit ist bereits eine erste, selbst für medizinische Laien nachvollziehbare Schnelldiagnose möglich. Zusätzlich läßt sich mit einem solchen Teststreifen, wie er übrigens in jeder Apotheke erhältlich ist, auch die aktuelle Harnreaktion (pH-Wert) ermitteln, die besagt, ob der Urin alkalisch oder sauer ist.

Das zentrifugierte Urinsediment wird dann unter dem Mikroskop noch nach zellulären Bestandteilen und Harnkristallen durchforstet.

Sterile Harngewinnung

Vorbedingung für eine bakteriologische Testung ist eine sterile Harngewinnung aus dem Mittelstrahlurin. Dieser wird dann in ein bakteriologisches Labor weitergereicht, in dem eine Kultur angelegt wird, um Art und Zahl der vorhandenen Bakterien bestimmen zu können. Liegt eine sog. signifikante Bakteriurie (Keimzahl mehr als 100.000 pro ml Urin) vor, wird auch noch das für eine gezielte Chemotherapie geeignete Antibiotikum ausgetestet.

! Wird vor Beginn der antibiotischen Behandlung eines Harnwegsinfekts keine mikrobiologische Untersuchung des Urins durchgeführt, kann die dann gewissermaßen blind erfolgende Antibiotikatherapie auch einmal in die falsche Richtung führen und ein Wiederauftreten einer Infektion (Rezidiv) oder eine chronisch verlaufende Entzündung sogar noch provozieren!

Röntgenologische und endoskopische Untersuchungen in der Urologie

Je nach urologischer Fragestellung ist dasjenige Röntgenverfahren anzuwenden, das diagnostisch am schnellsten und sichersten weiterhilft. Ab zwei Tage vor einer solchen Untersuchung sollten blähende Speisen vermieden und ab 12 Stunden vorher möglichst nichts mehr gegessen bzw. getrunken werden. Eine spezielle Darmvorbereitung ist nicht erforderlich (höchstens zwei Tage vorher jeweils dreimal eine Tablette Paractol, um die Entstehung von Darmgasen zu reduzieren).

Die harnableitenden Organe (Nierenbeckenkelchsystem und Harnleiter) werden röntgenologisch sichtbar gemacht durch ein jodhaltiges, gut verträgliches Kontrastmittel, das in eine Vene gespritzt und über die Nieren wieder ausgeschieden wird.

Jod-Allergie

Manche Menschen reagieren auf jodhaltige Substanzen bekanntlich mit allergischen, in seltenen Fällen sogar schweren Allgemeinreaktionen in Form von Beklemmungsgefühlen, Schweißausbrüchen, Behinderung der Atmung durch Anschwellen der Rachenschleimhaut, ja sogar mit einem Kreislaufkollaps. Deshalb werden die Patienten vor jeder Kontrastmittelgabe nicht nur nach Zeitpunkt und Zahl früherer Röntgenuntersuchungen befragt – Frauen zusätzlich nach dem Vorliegen einer Schwangerschaft, um dann die Strahlenbelastung möglichst niedrig zu halten –, sondern auch nach einer bei früheren Kontrastmittelgaben aufgetretenen Jodunverträglichkeit, etwa gewissen Hautreaktionen (Rötung an der Injektionsstelle oder bläschenförmiger Hautausschlag mit oder ohne Juckreiz) oder spürbaren Allgemeinreaktionen wie leichte Übelkeit oder Brechreiz, Hitzegefühl, Hustenreiz oder Kitzeln im Hals.

! Solche Unverträglichkeitsreaktionen lassen sich vermeiden, wenn jedem Patienten mit einer aus der Vorgeschichte bekannten Kontrastmittelallergie vor jeder neuen Injektion eines Kontrastmittels (KM) zuerst Cortison gespritzt würde. Da die Verträglichkeit eines nicht ionischen Kontrastmittels bedeutend besser ist als die eines ionischen (3% gegenüber 13% Unverträglichkeitsreaktionen), sollte nur noch nicht ionisches KM verwendet werden.

Übersichtsaufnahme

Leeraufnahme

Vor jeder Röntgenuntersuchung der Nieren mit Kontrastmittel erfolgt zunächst eine Aufnahme ohne Kontrastmittel, d. h. eine Abdomenleeraufnahme, auf der alters- oder krankheitsbedingte, möglicherweise auch durch Krebsabsiedelungen (Metastasen) entstandene Veränderungen in der Lendenwirbelsäule und/oder im knöchernen Becken ebenso zu erkennen sind wie steinverdächtige Kalkschatten im Bereich beider Nieren und harnableitenden Organe. Nach vorheriger Darmentleerung sind bei dann fehlender Überlagerung von Darmgasen auch die Weichteilschatten beider Nieren bezüglich ihrer Form, Größe und Lage röntgenologisch gut zu beurteilen.

Ausscheidungsurographie

Die 1929 von Lichtenberg eingeführte Kontrastmittel(KM)-Darstellung der Nieren und harnableitenden Organe ermöglicht eine morphologische und bei vergleichender Betrachtung des Zeitpunkts der KM-Anreicherung und der sich daraus ergebenden Konzentrationsdichte des KM in beiden Nierenbeckenkelchsystemen andeutungsweise auch eine funktionelle Beurteilung dieser Organe. Hierzu werden 50 bis 100 ml eines nierengängigen KM in eine Vene gespritzt oder als Infusion zugeführt, wobei sich Ausscheidungs- bzw. Infusionsurographie lediglich durch die Menge des verabreichten KM und die Zeitdauer der Applikation unterscheiden. Da beide Nieren pro Minute von etwa 1,2 l Blut durchströmt werden, gelangt ein in die Blutbahn injiziertes nierengängiges KM relativ schnell mit dem Urin in Nierenkelche und Nierenbecken und wird dort röntgenologisch sichtbar. Die erste Röntgenaufnahme sollte deshalb spätestens fünf Minuten nach KM-Injektion bzw. -Infusion erfolgen.

zeitliche Verzögerung

Ist die Funktion beider Nieren bereits eingeschränkt oder sind ein bzw. beide Harnleiter durch ein Abflußhindernis, z. B. einen Stein, mehr oder weniger verschlossen, wird natürlich auch das KM nur mit zeitlicher Verzögerung ausgeschieden. Eine ausreichende KM-Darstellung beider Nieren und ableitenden Harnwege findet sich dann häufig erst mehrere Stunden nach KM-Injektion auf sog. Spätaufnahmen. Bei Verdacht einer Senk- oder Wanderniere, wenn beim Wechsel von der waagrechten in die senkrechte Körperhaltung die Nieren weiter in Richtung Becken gleiten als gewöhnlich (betrifft vor allem Frauen), wird diese Verlagerung der Nieren auf einer Röntgenplatte mit zwei Aufnahmen im Liegen bzw. Stehen festgehalten.

Entleert der Patient etwa 30 Minuten nach Injektion des KM seine Blase, läßt sich der u. U. in der Blase verbliebene Urin – der sog. Restharn – anschließend röntgenologisch darstellen und mengenmäßig abschätzen.

Das konventionelle Ausscheidungsurogramm hat heute seinen diagnostischen Stellenwert nur noch bei der Suche nach tumorbedingten Kontrastmittelaussparungen im Nierenbeckenhohlsystem bzw. Harnleiter und bei der Darstellung von Mißbildungen. Hilfreich ist es ferner in der Steindiagnostik. Alle anderen Fragestellungen lassen sich inzwischen sonographisch beantworten.

Retrograde Pyelographie

Zur Darstellung des Nierenbeckens und Harnleiters einer sogenannten röntgenologisch stummen Niere (wenn intravenös injiziertes Kontrastmittel nicht über die Nieren ausgeschieden und deshalb röntgenologisch nicht sichtbar wird) oder wenn Nierenbecken und Harnleiter im Ausscheidungsurogramm nicht eindeutig zu beurteilen sind, wird mit Hilfe einer Blasenspiegelung ein 1 mm dünner Ureterkatheter (UK) in die Harnleiteröffnung eingeführt und, eventuell unter Bildwandlerkontrolle, bis ins Nierenbecken hochgeschoben. Durch Injektion von Kontrastmittel in den UK läßt sich dann das Nierenbeckenkelchsystem und nach Zurückziehen des UK auch der entsprechende Harnleiter darstellen. Die retrograde Pyelographie konnte inzwischen jedoch weitgehend durch modernere, nicht invasive bildgebende Verfahren ersetzt werden.

Bildwandlerkontrolle

Zystographie

Die Kontrastdarstellung der Harnblase, bei der das Kontrastmittel über einen Katheter in die Harnblase gespritzt wird, entspricht annähernd der Spätaufnahme eines Ausscheidungsurogramms mit noch nicht entleerter Blase. Deshalb erscheint eine Zystographie höchstens noch gerechtfertigt bei Verdacht auf einen Blasenwandeinriß, zur gezielten Darstellung von Blasendivertikeln oder gelegentlicht zum Nachweis eines sog. vesiko-renalen Refluxes (wenn während des Wasserlassens Urin aus der Blase wieder in die Niere zurückfließt).

Urethrographie

Die Kontrastdarstellung der Harnröhre ist angezeigt bei Verletzungen, umschriebenen Einengungen (Strikturen), Aussackungen, Tumoren sowie angeborenen Mißbildungen der Harnröhre.

Ultraschalluntersuchung (Sonographie)

Ultraschallwellen sind mechanische Dichtewellen, die von einem Sender ausgesandt werden, sich in Längsrichtung fortpflanzen und dann z. B. an organischem Gewebe oder Knochen je nach deren Zusammensetzung unterschiedlich reflektiert, unter Umständen auch vollständig »geschluckt« werden. Sender und Empfänger sind hierbei in einem handlichen Schallkopf vereinigt, der auf die Haut aufgesetzt wird und mit einem Aufzeichnungsgerät verbunden ist.

In der Medizin werden Ultraschallwellen ohne Strahlenbelastung seit etwa drei Jahrzehnten zur Diagnostik von Organveränderungen verwendet. Auch für die Urologie bedeutet Ultraschall seit gut zwei Jahrzehnten eine wesentliche Bereicherung der bildgebenden Diagnostik. Allgemein läßt sich sogar sagen, daß die Sonographie inzwischen *das* bildgebende Untersuchungsverfahren ist, ohne das moderne urologische Diagnostik nicht mehr vorstellbar ist.

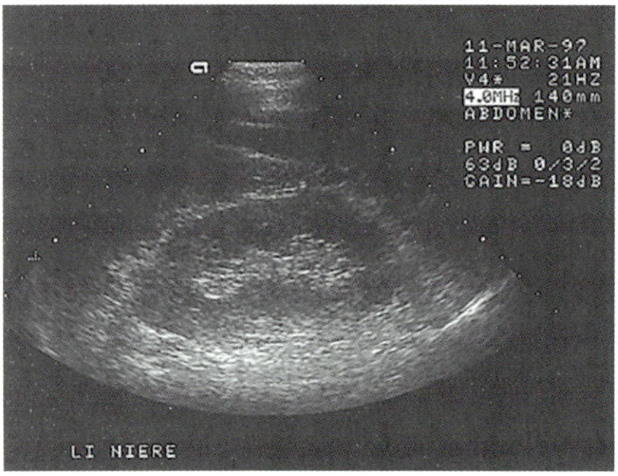

***Abb. 3:* Sonographischer Längsschnitt einer normalen Niere mit Kelchsystem und Rinde**

In der Niere lassen sich Stauungen, Steine, Zysten und Abszesse erkennen, in der Blase Restharn bestimmen und – dies ist sicher der wichtigste diagnostische Fortschritt – in allen urologischen Organen zweifelsfrei gutartige von bösartigen Geschwülsten unterscheiden. Bei der von vielen Ärzten inzwischen bereits routinemäßig durchgeführten sog. Oberbauchsonographie (Nieren, Leber, Gallenblase, Magen und Bauchspeicheldrüse) sind z. B. kleine symptomlose Nierenzellkarzinome im Anfangsstadium bereits ab einem Durchmesser von etwa 2 cm zu erkennen.

Ein gestautes Nierenbecken läßt sich mit einem in der Mitte offenen Schallkopf dreidimensional orten und unter Sicht punktieren und mit einem Ureterkatheter sondieren, über den dann der gestaute Urin ablaufen kann. Eine solche, wenn auch in der Regel nur provisorische »Abflußreparatur« erspart z. B. einem schwerkranken Patienten mit doppelseitiger Harnsperre, derzufolge er sich vielleicht schon im Zustand der Urämie, also der Harnvergiftung befindet, zumindest eine Notfalloperation (Nierenfistel) und somit auch eine unter solchen Voraussetzungen meist mit großen Gefahren verbundene Narkose.

Hauptindikationen für eine Ultraschalluntersuchung der Niere sind in erster Linie die sichere Unterscheidung der in mehr als der Hälfte aller Fälle einzeln oder mehrfach vorhandenen gutartigen Zysten von bösartigen Tumoren sowie die sich röntgenologisch nicht

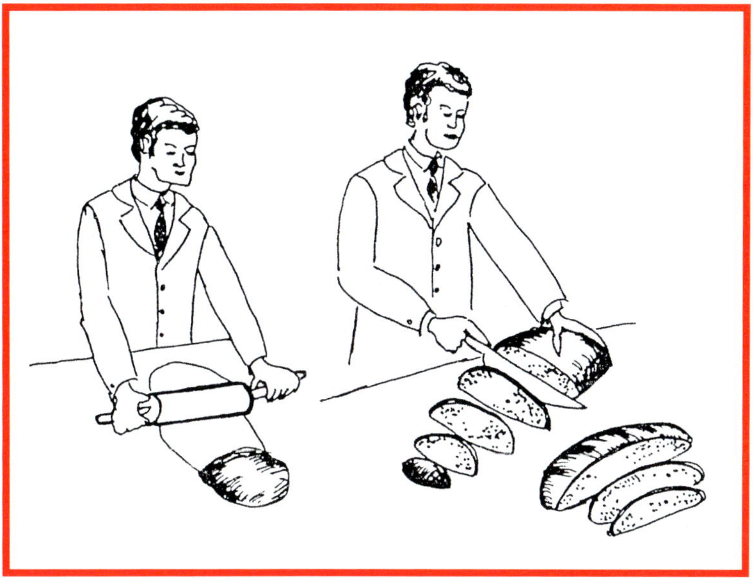

Abb. 4 Darstellung der Schnittbildverfahren im Gegensatz zu den konventionellen Röntgenverfahren. Im konventionellen Röntgenbild (z.B. Infusionsurogramm) wird ein flaches Summationsbild hergestellt. Der Körper wird quasi plattgewalzt (links). Ultraschall dagegen ist ein Schnittbildverfahren, bei dem der Körper in beliebig viele dünne Scheiben geschnitten wird (rechts).

darstellende und dementsprechend stumme Stauungsniere, deren gestautes Nierenbecken ultraschallgesteuert punktiert werden kann.

Ist mit Ultraschall keine 100%ig sichere Aussage über Lage, Größe und Ausbreitung einer Nierengeschwulst möglich, erfolgte früher eine Gefäßdarstellung der entsprechenden Niere mit dem Tumor (Renovasographie bzw. Nierenangiographie). Inzwischen sind solche diagnostischen Fragestellungen schneller, gefahrloser und vor allem sicherer mit Hilfe der im Gegensatz zur Nierenangiographie nicht invasiven Computertomographie (CT) zu beantworten.

Renovasographie

Computertomographie (CT)

Ein Computertomograph sieht wie eine Art Zylinder aus, in dessen Mitte der Patient auf einer Platte liegt, die in Längsrichtung verschoben werden kann, damit sich alle Körperregionen darstellen lassen. Dabei werden feingebündelte Röntgenstrahlen aus kreisförmig angeordneten Röntgenröhren durch den Körper des Patienten geleitet. Die Dichte der zu untersuchenden Organe wird Punkt für Punkt gemessen und dann mit Hilfe eines Computers als Fernsehbild wie auch photographisch »scheibchenweise« (meist in 5-mm-Schichten) dargestellt. Das Bild, welches ein hochauflösender Computertomograph z. B. von der Nierenregion und allen anderen Organen im Bereich dieses Querschnitts liefert, sieht dann aus wie der Querschnitt aus

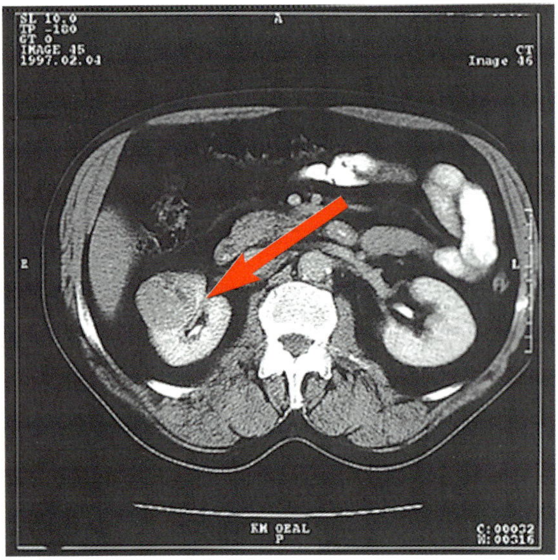

Abb. 5 Computertomographische Darstellung eines 4 x 3,5 cm großen Tumors (hypernephroides Karzinom) in der rechten Niere

einem Anatomieatlas. Die hierbei erreichbare Wiedergabequalität hat die urologische Diagnostik entscheidend verbessert. Die Elektronenstrahltomographie dient einer noch schärferen Darstellung bewegter Organe bei noch kürzeren Meßzeiten (um den Faktor 10!).

! Nach Angaben der Deutschen Röntgengesellschaft werden in Deutschland jährlich rund 1,3 Millionen CT-Untersuchungen durchgeführt – sicher viel zu viele, wenn man bedenkt, daß dabei die Strahlenbelastung etwa zehnmal größer ist als bei der normalen Röntgendiagnostik.

Kernspintomographie (NMR)

keine ionisierenden Strahlen

Seit Anfang der 80er Jahre steht mit der Kernspintomographie, die auf dem 1946 von Bloch und Purcell entdeckten Prinzip der Kernspinresonanz beruht (nuclear magnetic resonance, abgekürzt NMR), ein weiteres Schnittbildverfahren zur Verfügung, das – im Gegensatz zur röntgenologischen oder computertomographischen Darstellung – keine ionisierenden Strahlen verwendet, somit also keine Strahlenbelastung darstellt. Dabei senden die Wasserstoffatome im Körper als Antwort auf ein von außen erzeugtes hohes Magnetfeld meßbare Signale aus, durch die sich wiederum Bilder des Körpers zusammensetzen lassen. Für die Untersuchung des Urogenitaltraktes bietet die NMR den wesentlichen Vorteil, daß Aufnahmen in allen Bildebenen ohne Umlagerung des Patienten möglich sind.

Nuklearmedizinische Verfahren

Nuklearmedizinische Methoden sind im Gegensatz zur Röntgen- und Ultraschalldiagnostik, die in erster Linie Form, Ausdehnung und innere Struktur eines Organs bzw. krankhaften Prozesses abbilden, aus-

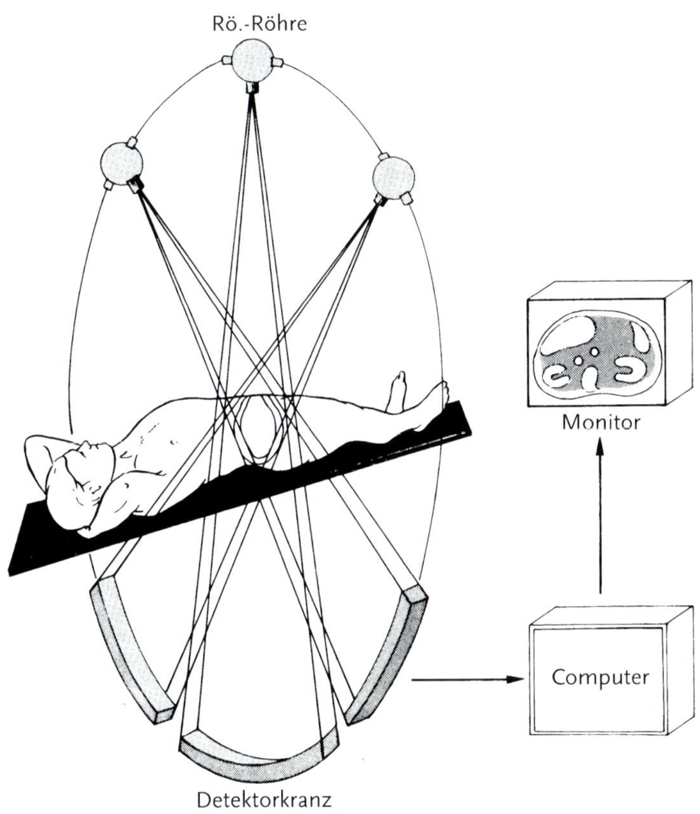

Abb. 6
Prinzip der Nierencomputertomographie nach S. Lange, Niere und ableitende Harnwege, Röntgen, Band IX, Hrsg. W. Frommholdt, Thieme-Verlag, Stuttgart, 1983

funktionelle Bewertung

schließlich funktionell orientiert und dadurch gelegentlich eine ideale Ergänzung der Ultraschall- und/oder Röntgendiagnostik. Aufnahme, Verteilung und Ausscheidung eines Radiopharmakons in einem gut durchbluteten Organ wie der Niere darstellen zu können, ermöglicht dann eine funktionelle Bewertung dieses Organs. Durch die dabei verwendeten Szintillationsdetektoren, die den zeitlichen Verlauf der Radioaktivität erfassen, wird der Patient nur minimal belastet. Wegen der geringen Substanzmengen, die zum Einsatz kommen, ist das Risiko einer Unverträglichkeitsreaktion sehr klein, und die vergleichsweise minimale Strahlenbelastung gestattet sogar wiederholte Verlaufskontrollen.

Blasenspiegelung (Zystoskopie)

Die Geburtsstunde der modernen Zystoskopie und damit der eigentliche Beginn der optischen Endoskopie war der 2. Oktober 1877, als Maximilian Nitze in Dresden erstmals sein Zystoskop an einer Leiche und dann am 9. Mai 1879 in der Gesellschaft für Ärzte in Wien am kranken Menschen demonstrierte. Entscheidende Neuerungen waren damals die Erweiterung des Gesichtsfeldes durch ein verbessertes optisches System sowie das Einführen einer Lichtquelle in die Blase, zuerst mit einem Glühlämpchen (Mignon-Lampe) und seit Anfang der 60er Jahre dann mit dem von einem Lichtprojektor über Glasfaserbündel in die Blase geleiteten sog. Kaltlicht.

Zystoskop

Ein Zystoskop besteht generell aus drei Teilen: dem Metallschaft mit Obturator, der Optik mit belichtetem System, wobei sich die verschiedenen Blasenspiegel im wesentlichen durch ihre Blickrichtung (170 Grad zur Inspektion der Harnröhre, 110 Grad zur eigentlichen Blasenspiegelung) unterscheiden, und dem Arbeitseinsatz, durch den Sonden, kleine Zangen (zur Entnahme von Gewebe und Entfernung von Fremdkörpern) oder eine Schneideelektrode (zur Resektion von Prostata- bzw. Blasengewebe) eingeführt werden können.

Da eine Blasenspiegelung nur bei entfaltetem, d. h. mit steriler Flüssigkeit gefülltem Organ möglich ist, befinden sich am Ende des in die Blase einzuführenden Metallschafts zwei Hähne für den Wasserzufluß und -abfluß.

Die zur Endoskopie notwendigen Optiken konnten durch Entwicklung neuer Linsensysteme (Stablinsen bzw. Luftlinsen) wesentlich verbessert und gleichzeitig auch im Durchmesser weiter verkleinert werden, so daß heute bereits leistungsfähige Zystoskope mit einem Durchmesser von 16 bis 18 Charrière (1 Ch. = 0,33 mm) zur Verfügung stehen.

Unter Drehung des Zystoskopschafts läßt sich das gesamte Blaseninnere ausleuchten und dadurch Form und Schleimhautbeschaffenheit der Blase, eine möglicherweise vorhandene Blutungsquelle in der Blase (z. B. durch einen Tumor) sowie Form und Funktion der Harnleiteröffnungen beurteilen – mit Hilfe der kombinierten Harnröhren-Blasen-Spiegelung zusätzlich noch Form, Beschaffenheit und Kaliber der Harnröhre (besonders im Bereich der prostatischen Harnröhre).

Eine sehr behutsam und vor allem steril vorgenommene Blasenspiegelung ist absolut ungefährlich, für einen Mann wegen seiner »anatomischen Besonderheiten« in dieser Körperregion jedoch zumindest sehr unangenehm, möglicherweise sogar etwas schmerzhaft.

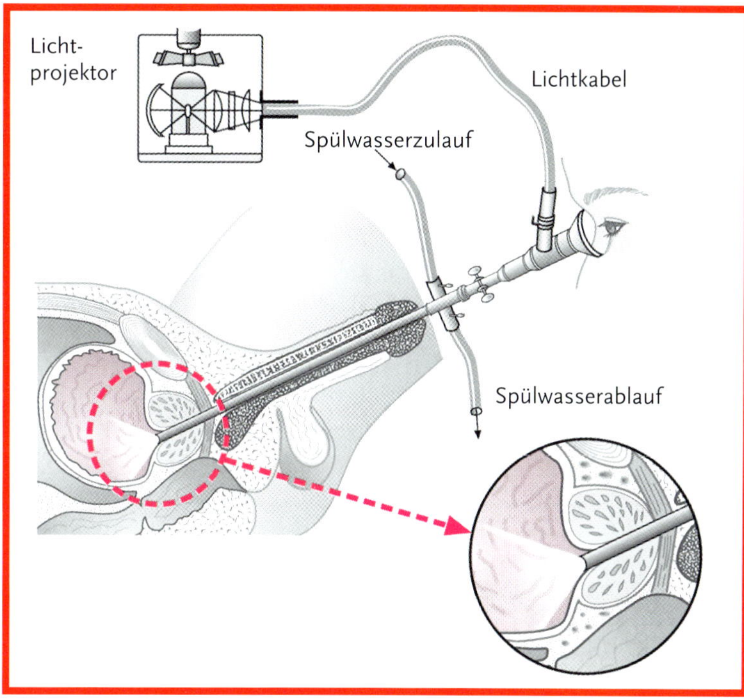

Abb. 7
Blasen-spiegelung (Zystoskopie)

Deshalb wird vor jeder Blasenspiegelung ein schmerzlinderndes Gleitmittel, z. B. Instillagel, einmal oder auch mehrmals in die Harnröhre gespritzt und dann einige Minuten gewartet, bis die gewünschte Wirkung eingetreten ist. Auch Frauen wird natürlich vor jeder Zystoskopie ein schmerzlinderndes Gleitmittel in die Harnröhre instilliert. Besonders empfindliche Patienten erhalten außerdem noch ein Psychopharmakon, z. B. Valium.

schmerz-linderndes Gleitmittel

! Für eine möglichst schmerzlose Blasenspiegelung beim Mann ist vor allem wichtig, daß dieser nicht schon beim Einführen des Zystoskopschafts in das vom Untersucher gestreckt zu haltende Glied vor lauter Angst die Beckenbodenmuskulatur und damit auch die hintere Harnröhre krampfhaft zusammenpreßt, was das Einführen erschwert. Als Hilfsmittel zur Entspannung der Beckenbodenmuskulatur hat sich bewährt, im entscheidenden Augenblick möglichst schnell ein- und auszuatmen, am besten wie ein Hund zu hecheln, weil der Muskulatur dann keine Zeit bleibt, sich zu verkrampfen.

Harnstrahlmessung (Uroflowmetrie)

Da Patienten bei der Frage nach der Qualität ihres Harnstrahls meist nur ausweichend antworten, wie etwa verzögert, schwach oder weniger weit als früher und diese Beschreibungen selten zur objektiven Diagnosefindung einer Störung der Blasenentleerung beitragen, steht inzwischen in jeder urologischen Praxis und auf jeder Station einer urologischen Klinik ein gewöhnlich in eine Toilette installiertes einfaches Harnstrahlmeßgerät (Uroflowmeter), das den Harnstrahl eines Patienten als Funktion der Zeit objektiv mißt.

Eine solche Harnstrahlmessung erfolgt je nach Gewohnheit des Patienten entweder im Stehen oder Sitzen. Die technische Ausstattung der Meßgeräte ermöglicht eine kontinuierliche Aufzeichnung der Harnflußrate während der gesamten Zeitdauer des Wasserlassens (Miktion). Moderne Geräte mit integrierten Rechnerprogrammen liefern sogar schon eine automatisierte Kurvenanalyse mit anschließend digitalem Ausdruck der wichtigsten Meßdaten.

rotierende Scheibe

Von den verschiedenen Verfahren zur Harnstrahlmessung sei hier nur das Prinzip der rotierenden Scheibe erwähnt, die entsprechend der Menge des auf sie auffallenden Urins abgebremst wird. Das Ausmaß dieser Rotationsverlangsamung pro Zeiteinheit ist dann proportional der ausgeschiedenen Harnmenge.

Für eine repräsentative Harnstrahlmessung, aus deren aufgezeichnetem Kurvenverlauf dann diagnostische Schlüsse gezogen werden sollen, muß die Blase mit mindestens 150 ml Urin gefüllt sein. Zusätzlich ist zu berücksichtigen, daß der Harnfluß genau wie Restharn erheblichen tageszeitlichen Schwankungen unterliegt und deshalb pathologische Uroflowwerte mehrfach nachkontrolliert werden sollten. Allein aus dem Verlauf einer Harnstrahlkurve läßt sich nur selten eine verbindliche Diagnose stellen; die Uroflowmetrie ist aber sicher ein wertvolles Hilfsmittel zur Erkennung und Verlaufsbeobachtung von Blasenentleerungsstörungen.

urodynamische Untersuchungen

Um die unterschiedlichen Fehlfunktionen, die bei der Harnspeicherung (Inkontinenzformen) bzw. Harnentleerung (Miktionsstörungen) möglich sind, genauer einordnen und damit die Frage beantworten zu können, ob die jeweils bestehende Blasenentleerungsstörung Ausdruck einer verminderten Kraft des Blasenmuskels oder eines erhöhten Ausflußwiderstands (z. B. durch gutartige Prostatavergrößerung) ist, sind meist noch weitere und vor allem aufwendigere urodynamische (Wortverschmelzung aus Urologie und Hydrodynamik) Untersuchungen notwendig, z. B. die Messung des Blasen- und Harnröhrendrucks während der Füllungs- und Entleerungsphase der Harnblase.

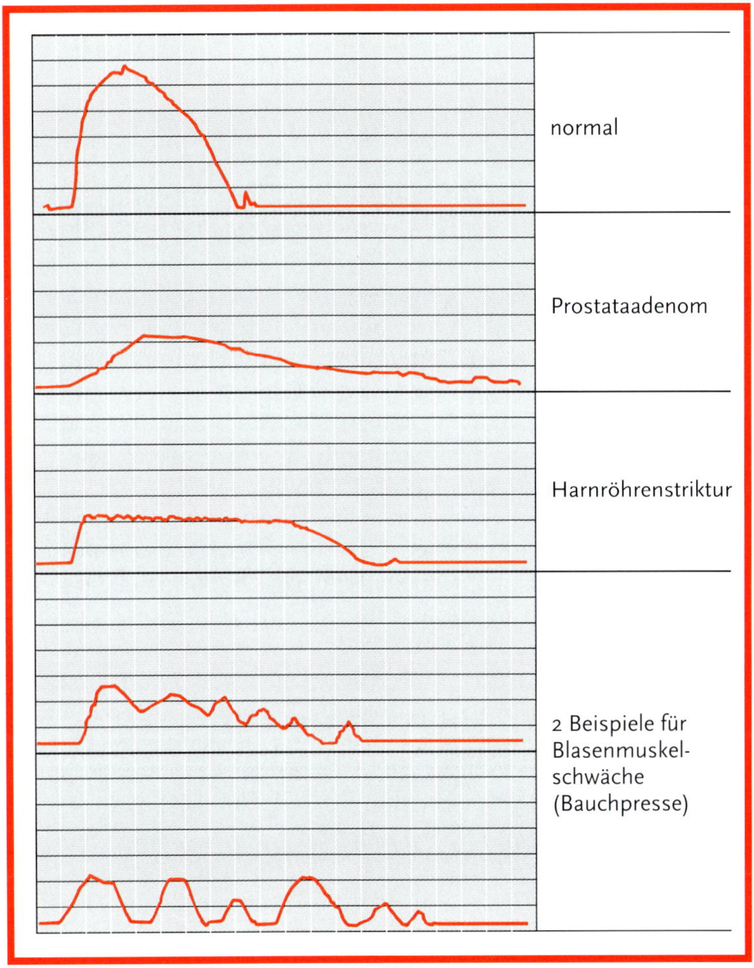

Abb. 8 Verschiedene Kurvenverläufe bei der Harnstrahlmessung

Nach U. Jonas u. a.: Urodynamik. Diagnostik der Funktionsstörungen des unteren Harntraktes. Stuttgart 1998

Teil II: Niere

Anatomie und Physiologie von Nieren und Harnleitern

In der Regel besitzt jeder Mensch zwei Nieren, die ausgewachsen durchschnittlich eine Länge von 12 cm, einen Durchmesser von 4 cm und ein Gewicht von 150 g aufweisen. Die jeweils von einer festen Kapsel umgebenen Nieren liegen beiderseits unterhalb des Zwerchfells zwischen Bauchfell und Rückenmuskulatur neben der Wirbelsäule, links unterhalb der Milz und rechts unterhalb der Leber. In ihrer Lage gehalten werden sie durch den Gefäßstiel (Blutgefäße) und den Druck der Bauchdecke, weitgehend geschützt sind sie durch das umgebende Fettgewebe, die Wirbelsäule und die unteren Rippen.

Gefäßstiel

Die Hauptblutgefäße beider Nieren (Nierenarterien) gehen auf beiden Seiten aus der vom Herzen kommenden Hauptschlagader (Aorta) hervor und verzweigen sich dann im Nierengewebe in ein Geflecht immer dünner werdender Blutgefäße. Die kleinsten Gefäße – die Kapillaren – bilden in der Nierenrinde, die sich im Nierenlängsschnitt deutlich vom Nierenmark unterscheidet, in regelmäßigen Abständen Knäuel, die von einer bindegewebigen Kapsel derart umgeben sind, als ob eine Traube in ein Sektglas ragen würde. Jedes dieser sog. Nierenkörperchen, auch Glomerulum genannt, geht dann über in ein kompliziert verlaufendes System auf- und absteigender Sammelröhren in der Nierenrinde und im -mark – die sog. Tubuli (Stiel des Sektglases), die schließlich an den Spitzen der sog. Markpyramiden in das Nierenbecken münden.

Abb. 9
Nierengefäße

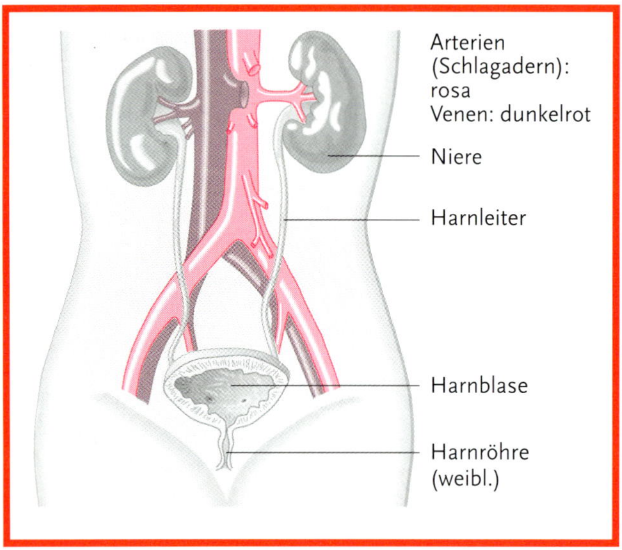

Obwohl beide Nieren nur 0,4% des Körpergewichts ausmachen, gehören sie zu den am besten durchbluteten Organen des menschlichen Körpers. Von 5 l Blut, die das Herz eines 70 kg schweren Menschen bei körperlicher Ruhe pro Minute durch die Blutgefäße pumpt, fließen rund 1,2 l pro Minute durch die Nieren – davon 92% durch die Rinde.

Die im Durchschnitt 30 bis 35 cm langen Harnleiter (der rechte Harnleiter ist infolge seiner meist tieferen Lage etwas kürzer), die den Urin vom Nierenbecken in die Harnblase befördern, verlaufen hinter dem Bauchfell in ihrem jeweils unteren Teil etwas aufeinander zu und weisen drei sog. physiologische Engstellen auf: am Austritt aus dem Nierenbecken, bei der Überkreuzung der Beckengefäße und an der seitlich durch den Blasenmuskel (Detrusor) und die Schleimhaut schräg verlaufenden Einmündung in die Harnblase. In diesem Bereich werden sie bei zunehmender Füllung der Blase zusammengedrückt und bilden so einen sicheren Verschluß gegen den Rückfluß von Urin aus der Blase in die Niere (Anti-Reflux-Mechanismus).

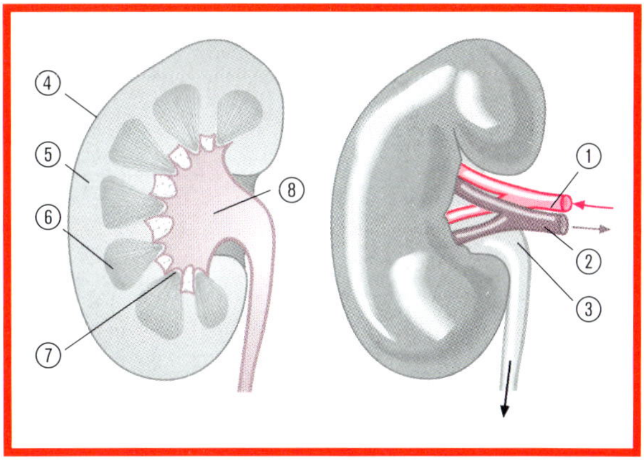

Abb. 10 Anatomie der Niere (rechts in der Aufsicht, links im Längsschnitt) ① Nierenarterie, ② Nierenvene, ③ Übergang des Nierenbeckens in den Harnleiter, ④ Nierenkapsel, ⑤ Nierenrinde, ⑥ Nierenmark, ⑦ Nierenpapille mit Einmündung der Sammelröhrchen (Tubuli), ⑧ Nierenbecken

Harnleiter sind keineswegs nur muskuläre, mit Schleimhaut ausgekleidete Schläuche, durch die der Urin einfach vom Nierenbecken in die Blase abläuft. Vielmehr transportieren sie den Urin aktiv in die Harnblase mit Hilfe der in ihrer Wand spiralenförmig angeordneten, sich rhythmisch peristaltisch bis zu fünfmal pro Minute zusammenziehenden Muskellagen.

Nieren – Filter für das Blut

Von rund 1800 l Blut, die in 24 Stunden durch die Nieren fließen, werden aus den Nierenkörperchen (Glomerula) etwa 180 l Glomerulumfiltrat in die Harnkanälchen abgepreßt.

Dieser sog. Primärharn enthält u. a. die aus dem Körperstoffwechsel anfallenden Abbauprodukte Harnstoff, Kreatinin, Stickstoff und Wasserstoffionen, die als sog. harnpflichtige Substanzen über die Nieren entsorgt werden müssen, sowie zusätzlich noch in gelöster Form die überschüssigen Salze Natrium, Chlorid, Kalium etc.

In der Nierenrinde und im Nierenmark durchströmt der Primärharn Tausende von Harnkanälchen und erfährt dabei nicht nur eine qualitative Veränderung, sondern vor allem eine so starke Zunahme seiner Konzentration, daß letztlich nur 1% des ursprünglichen Glomerulumfiltrats, also etwa 1,8 l pro 24 Stunden als Urin ausgeschieden werden – oder anders formuliert: 99% des Primärharns werden in der Niere wieder rückresorbiert. Ohne diesen komplizierten Konzentrierungsmechanismus würde sich der zu fast zwei Dritteln aus Wasser bestehende Mensch in kürzester Zeit in eine ausgetrocknete Salzsäule verwandeln!

Erhält der Organismus mit der Nahrung zuviel Wasser und Salze, so scheidet er das Zuviel wieder über die Nieren aus. Ist andererseits zu wenig Körperflüssigkeit vorhanden, halten die Nieren alle gefilterten Elektrolyte wie Natrium, Kalium oder Magnesium als lebensnotwendige Mineralstoffe für den Organismus zurück.

Nur die ständige Kontrolle aller außerhalb der Zellen vorhandenen Körperflüssigkeiten ermöglicht deren Konstanz hinsichtlich Menge und Zusammensetzung – wichtigste Voraussetzung für die ungestörte Funktion aller Körperzellen.

Säure-Basen-Haushalt

Außer dem Wasser- und Elektrolythaushalt überwachen die Nieren auch noch den Säure-Basen-Haushalt. Die im Organismus entstehende Kohlensäure (beim Erwachsenen 20.000 bis 40.000 mmol/24 Std.) wird über die Lunge ausgeatmet, Bicarbonat und Wasserstoffionen werden ausschließlich über die Nieren ausgeschieden.

Die allgemeine laienhafte Vorstellung, getrunkene Flüssigkeit gelange über den Magen direkt in die Nieren und werde von dort wieder als Urin ausgeschieden, hatte der berühmte Anatom Prof. Titus von Lanz schon in der ersten Anatomievorlesung des Autors 1950 in München dahingehend korrigiert, daß die menschliche Muskulatur bis zu 8 l Bier(!) speichern könne. Dieser interessante Tatbestand liefert zugleich eine Erklärung dafür, warum mancher »Stammtischler« erst nach der dritten oder vierten Maß (abzüglich 20% Schaum etwa 2,4 bzw. 3,2 l Bier) einen gewissen Drang verspürt, seine Blase zu entleeren: weil dann eben auch schon alle anderen, die Harnblase entlastenden Körperspeicher wie Bindegewebe und/oder Muskulatur »abgefüllt« sind.

Die Nieren besitzen so große Leistungsreserven, daß bei Erkrankung oder Ausfall einer Niere die gesunde Niere deren Funktion komplett übernimmt. Sogar zwei Drittel einer gesunden Niere schaffen noch die vollständige Ausscheidung aller harnpflichtigen Substanzen und gewährleisten die Konstanthaltung der Körperflüssigkeiten. Selbst mit nur 10% Nierenfunktion kann ein Mensch weiterleben, dann allerdings nur unter stärksten Einschränkungen.

Andererseits können Nieren aber auch sehr empfindsame Organe sein. Bekannt und sogar durch tierexperimentelle Untersuchungen bewiesen ist, daß Affekte wie Zorn, Wut oder Angst die Nierendurchblutung negativ beeinflußen können bis hin zur Anurie (Versagen der Harnausscheidung). Ärgern wir uns – was leider viel zu häufig vorkommt – »spüren« dies die Nieren; frieren wir, »frieren« die Nieren mit. Der gelegentliche Stoßseufzer »Es geht mir an die Nieren« – wenn etwa schlechte Nachrichten oder ein trauriges Erlebnis persönlich betroffen machen – hat also durchaus seine Berechtigung!

»An die Nieren gehen«

Auch das Vorhandensein pathologischer Harnbestandteile in Abhängigkeit von seelischen Einflüssen wurde zumindest in Einzelfällen immer wieder beobachtet. In der chinesischen Medizin gelten die Nieren traditionsgemäß sogar als Sitz der Persönlichkeit, Kraft und Potenz. Menschen mit Nierenstörungen oder -erkrankungen fühlen sich tatsächlich meist in jeder Hinsicht müde und schlapp.

Die Nieren produzieren aber nicht nur Urin, sondern auch Hormone wie Renin, das über den Umweg des Nebennierenrindenhormons Aldosteron blutdrucksteigend wirkt (sog. Renin-Angiotensin-Aldosteron-Mechanismus), und Erythropoetin, wodurch sie die Neubildungsrate von roten Blutkörperchen (Erythrozyten) zum Transport des Sauerstoffs im Körper steuern.

Epo, das gentechnologisch hergestellte Erythropoetin, ist ein hochwirksames, bisher allerdings kaum nachweisbares Mittel zur Leistungssteigerung im Ausdauersport (Tour de France 1998!).

Nieren(becken)entzündung (Pyelonephritis)

Diese Erkrankung geht einher mit hohem Fieber, manchmal sogar Schüttelfrost, häufigem Harndrang, Brennen beim Wasserlassen, trübem und übelriechendem Urin; man fühlt sich insgesamt krank und verspürt in (meist) beiden Flanken (Nierenlagern) einen dumpfen

Druck- und Klopfschmerz. Eine isolierte Nierenbeckenentzündung (Pyelitis) gibt es nicht, Nierenbecken und Nierengewebe erkranken immer gemeinsam.

Länge der Harnröhre

Daß Frauen bis zum Alter von etwa 55 Jahren öfters von einer Entzündung der Nieren und des Nierenbeckens betroffen sind als Männer, liegt hauptsächlich an ihrer kürzeren Harnröhre, durch die Keime schneller in die Blase gelangen können und von dort dann ins Nierenbecken hochwandern. Vor allem jüngere Frauen leiden relativ häufig an einer akuten Pyelonephritis. Auslösende Krankheitserreger sind meist Darmkeime, z. B. Kolibakterien, Enterokokken oder Staphylokokken, außerdem Viren, Pilze oder andere Mikroorganismen, die über Harnröhre, Blase und Harnleiter ins Nierenbecken gelangen (aufsteigende Infektion) oder direkt auf dem Blut- oder Lymphweg eine Entzündung verursachen können (Allgemeininfektion).

Wichtigste Maßnahmen bei akuter Nieren(becken)entzündung sind Bettruhe, die je nach objektivem und subjektivem Befund einige Tage bis zu einer Woche eingehalten werden sollte, lokale Wärmeanwendung in der Gegend der erkrankten Niere (feuchtwarme Lendenwickel, Wärmflasche), die vom behandelnden Urologen festzulegende antibakterielle Therapie, leicht verdauliche Kost, wobei die Eiweiß- bzw. Kochsalzzufuhr nur bei zu hohem Blutdruck, Herzinsuffizienz oder Fußknöchelödemen eingeschränkt werden muß, und die Aufnahme von reichlich Flüssigkeit (möglichst warmem Nierentee).

Gyrasehemmer

Für eine antibiotische Einmal- oder Kurzzeitbehandlung eignen sich Trimethoprim, Cotrimoxazol und die Fluorochinolone (»Gyrasehemmer«) Ciprofloxacin, Enoxacin, Fleroxacin, Norfloxacin, Ofloxacin und Pefloxacin, die gegen die häufigsten Erreger Escherichia coli, Staphylococcus, Proteus mirabilis und Klebsiella wirksam sind. Trotzdem sollte die Verordnung von Antibiotika möglichst immer gezielt, d. h. nicht ohne vorausgegangene mikrobiologische Untersuchung und Testung des Urins erfolgen. Ansäuern des (meist alkalischen) Harns z. B. mit Acimethin auf pH-Werte um 6 hemmt zusätzlich die vorhandenen Keime, sich zu vermehren. Ob durch Anwendung von Antibiotika eine Pyelonephritis tatsächlich geheilt werden konnte, läßt sich endgültig erst nach mehreren bakteriologischen Urinkontrollen beurteilen.

! Solche Kontrollen sollten keineswegs – selbst wenn sich die/der Betroffene nach überstandener Krankheit wieder fit fühlt – als überflüssig abgetan werden. Wurde der akute Schub einer Pyelonephritis nicht ausreichend behandelt oder eine ursächlich infektauslösende Harnabflußbehinderung vielleicht sogar übersehen, stehen einem Rezidiv (Wiederauftreten der Infektion) und einem dann möglicherweise chronischen Verlauf der Erkrankung (mit langsam zunehmender Zerstörung des funktionstüchtigen Nierengewebes) alle Türen offen!

Beim Rezidiv einer Pyelonephritis sollten natürlich alle dafür in Frage kommenden Ursachen überprüft werden. Um eine Harnabflußstörung durch eine BPH (Abkürzung für benigne, also gutartige Prostatahyperplasie) oder eine funktionell wirksame Harnröhrenenge ausschließen bzw. nachweisen zu können, muß das Harnzeitvolumen (Normalwert über 15 ml/s) zu verschiedenen Tageszeiten kontrolliert und zusätzlich geprüft werden, ob vielleicht Restharn (nach dem Wasserlassen in der Blase verbliebener Urin) oder möglicherweise ein vesiko-ureteraler bzw. vesiko-renaler Reflux besteht, durch den beim Wasserlassen »verbotenerweise« Urin über die »Einbahnstraße« Harnleiter wieder ins Nierenbecken zurückfließt.

Als zusätzliche Risikofaktoren bei rezidivierenden Nieren(becken)-entzündungen gelten erschwerter Stuhlgang, der ständig Laxanzien (Abführmittel) erfordert, chronische Stoffwechselstörungen wie Nephrokalzinose (Kalkablagerungen in den Nieren), Diabetes mellitus (Zuckerkrankheit) oder Gicht. Bei letzterer sind die Nieren mitbeteiligt, und die im Blut in erhöhter Konzentration vorhandene Harnsäure lagert sich dann vor allem in Gelenken und gelenknahen Knochen ab, zusätzlich auch noch in Schleimbeuteln und Sehnenscheiden. Gicht, die in erster Linie Männer betrifft, äußert sich deshalb im akuten Stadium meist durch eine plötzlich einsetzende und dabei äußerst schmerzhafte Gelenkentzündung (Arthritis), wobei ein solcher Gichtanfall aus völliger Gesundheit heraus nicht selten nach ausgedehnten Festmahlzeiten mit übermäßigem Genuß von Fleisch und Wein auftreten kann. Bei entsprechender Enthaltsamkeit klingen die arthritischen Gelenkschmerzen auch ohne jegliche Behandlung meist innerhalb weniger Tage wieder spontan ab. Das einzige Mittel, das beim akuten Gichtanfall 100%ig hilft, ist Colchicin (Höchstdosis am ersten Tag 8 mg = 16 Dragees Colchicum-Dispert 0,5 mg). Wegen der dabei vermehrt auftretenden Nebenwirkungen verordnen inzwischen viele Ärzte bei einem Gichtanfall Diclofenac bzw. Voltaren.

Gicht

Um eine dauerhafte Senkung bzw. Normalisierung der zu hohen Harnsäurekonzentration im Blut zu erreichen (von Werten über 8 mg/dl auf Werte um 5,5 mg/dl), muß Allopurinol in der Regel lebenslang eingenommen werden, und zwar täglich 300 mg entsprechend 1 Tablette Allopurinol 300 oder 1 Tablette Zyloric 300. Bei eingeschränkter Nierenfunktion ist diese Dosierung entsprechend zu reduzieren. Um die Urinausscheidung bei dieser Erkrankung auf wenigstens 1,5 l pro 24 Stunden zu halten, müssen täglich mindestens 2 l Flüssigkeit getrunken werden.

Allopurinol nur »aus kosmetischen Gründen« vor Kontrolluntersuchungen beim Arzt zu nehmen, um wenigstens zu diesem Termin mit einem annähernd normalen Harnsäurewert aufwarten zu können, ansonsten aber die im Körper erhöhte Harnsäurekonzentration sich selbst zu überlassen, ist sicher falsch und rächt sich auch irgendwann. Nicht wenige Patienten, die an Gicht leiden, beschäftigen gleichzeitig mehrere Spezialärzte, meistens einen Kardiologen, Urologen und Rheumatologen, und suchen sich dann aus deren oft widersprüchlichen Ratschlägen gelegentlich sogar den richtigen, gewöhnlich aber den am bequemsten erscheinenden heraus. Bei der ärztlichen Betreuung eines Gichtpatienten sollte deshalb, wenn irgend möglich, immer ein über diese Erkrankung informierter Internist oder Arzt für Allgemeinmedizin alle Fäden in der Hand halten.

Schwangerschaft und Harnwegsinfekte

Die in der zweiten Hälfte der Schwangerschaft bereits erheblich vergrößerte Gebärmutter drückt gelegentlich auf die Harnleiter, in der Regel auf den rechten. Da die Harnleiter infolge hormoneller Veränderungen im Körper zu diesem Zeitpunkt schon relativ weit und schlaff und somit in ihrer Austreibungskraft (Peristaltik) eingeschränkt sind, entfällt auch der sonst aufsteigenden Krankheitskeimen entgegenwirkende »Spül- und Auswascheffekt« des Urins.

Peristaltik

! Dadurch erhöht sich für schwangere Frauen mit sog. asymptomatischer Bakteriurie (Bakterien im Urin ohne entsprechende Beschwerden) das Risiko einer Nieren(becken)entzündung um das Fünffache!

Der Urin von Schwangeren sollte deshalb routinemäßig auf Bakterien untersucht und bei eventuellem Nachweis einer signifikanten Bakteriurie (mehr als 100.000 Keime pro ml Urin) ein bei Schwangerschaft unbedenkliches Antibiotikum verabreicht werden (siehe Tabelle 1, S. 35), bei akuter Zystitis drei Tage, bei akuter Pyelonephritis – möglichst unter klinischer Kontrolle – 10 bis 14 Tage. Ist anschließend der Urin steril, genügen weitere Kontrollen in monatlichen Abständen.

Tab. 1

Antibiotikatherapie von Harnwegsinfekten bei Schwangeren

Geeignete Antibiotika (Auswahl) Substanzname	Handelsname	durchschnittliche Dosis	Beurteilung: geeignet für unkomplizierten Harnwegsinfekt
Penicilline			
Amoxicillin	Amoxypen, Clamoxyl	3 x 0,5–1 g p.o.*	+
Ampicillin	Amblosin, Binotal	3 x 0,5–1 g p.o.	+
Azlocillin	Securopen	3–4 x 2–4 g i.v.**	
Mezlocillin	Bypen	3–4 x 2–4 g i.v.	schweren
Piperacillin	Pipril	3–4 x 2–4 g i.v.	Infektionen vorbehalten
Cephalosporine			
Cephalexin	Ceporexin, Oracef	3 x 1 g p.o.	+
Cephaclor	Panoral	3 x 0,5 g p.o.	+
Cefixim	Cephoral	2 x 0,2 g p.o.	+
Cefuroxim	Elobact, Zinnat	2 x 0,25–0,5 g p.o.	+
Cefoxitin	Mefoxitin	3 x 1–2 g i.v.	
Ceftazidim	Fortum	2 x 1–2 g i.v.	schweren
Cefotaxim	Claforan	2 x 1–2 g i.v.	Infektionen vorbehalten

*p.o. = per os, durch den Mund ** i.v. = intravenös, in die Vene

Urologe B 1/94, U. Zwergel (Homburg/Saar): Urologie der Frau

Bakterieller Hospitalismus – im Krankenhaus erworbene Harnwegsinfekte

Überträgermedien

Problemkeime, d. h. Bakterien, die gegen alle zur Verfügung stehenden Antibiotika resistent sind – weltweit etwa 8%, auf Klinik-Intensivstationen sogar bis zu 13% –, entstammen dem »Keimreservoir Krankenhaus«. Zu den in Kliniken bekannten Überträgermedien für Krankenhauskeime wie Bettwäsche, Personal oder Staub kommen im urologischen Bereich noch Uringefäße, Verbandswägen und die über die Harnröhre einzuführenden Instrumente hinzu. Über diese »Kanäle«, in erster Linie natürlich bei instrumentell-diagnostischen oder eingreifenden therapeutischen Maßnahmen, gelangen trotz strengster Antisepsis und ausschließlicher Verwendung steriler Einmalartikel sog. Problemkeime in die Nieren und harnableitenden Organe.

! Etwa 80% der im Krankenhaus erworbenen Harnwegsinfekte (hauptsächlich Escherichia coli) entstehen durch Katheter. Deshalb müssen besonders Pflegepersonal und Ärzte mit der korrekten, aseptischen Technik des Katheterisierens und der Katheterpflege vertraut sein.

Beim Mann wird vor dem Einführen eines Katheters in die Harnröhre dessen Glied mit einem sterilen Lochtuch abgedeckt und zwischen die Oberschenkel eine Urin-Auffangschale gelegt. Alle erforderlichen Hilfsmittel und der ausgewählte Katheter sind steril griffbereit. Nach Zurückstreifen der Vorhaut erfolgt mit sterilen Handschuhen und Tupfern zuerst die Desinfektion der gespreizten Harnröhrenöffnung und dann der Eichel. Um die Reibung zwischen dem einzuführenden Katheter und der Harnröhrenschleimhaut zu verringern, wird zuvor reichlich steriles Gleitmittel (Instillagel) bei gestrecktem Penis in die Harnröhre instilliert.

Für die anschließende Katheterisierung wird der Penis mit einer Hand an der Kranzfurche gefaßt und unter kräftigem Zug nach oben gehalten. In der dadurch weitgehend gestreckten Harnröhre kann sich der Katheter nicht in Schleimhautfalten verfangen. Der beim Vorschieben des Katheters bei etwa 15 cm fühlbare Widerstand des Schließmuskels läßt sich durch leichten Druck und etwas Absenken

Abb. 11 Lage eines Ballonkatheters (Dauerkatheters) in der Harnblase

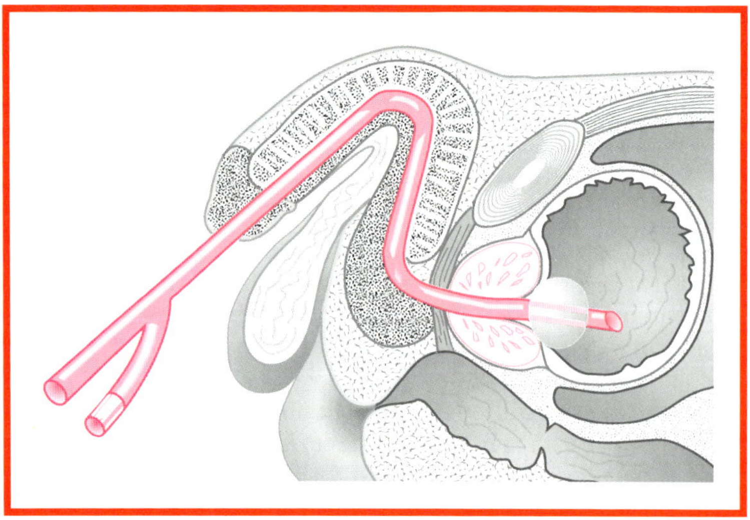

des Penis überwinden. Tropft Urin aus dem Katheter in die Auffangschale, bestätigt dies seine richtige Lage. Abschließend wird dann der Ballon des Dauerkatheters noch mit etwa 5 ml sterilem Wasser gefüllt.

Bei der Frau wird in Rückenlage bei leicht angezogenen und gespreizten Knien ein für Flüssigkeit undurchlässiges Tuch untergelegt und ein steriles Lochtuch so plaziert, daß die Harnröhrenöffnung eingesehen werden kann. Die mit Daumen und Zeigefinger gespreizten großen Schamlippen werden ebenso sorgfältig desinfiziert wie die kleinen Schamlippen und die Harnröhrenöffnung. Unter Spreizung der Schamlippen wird dann zunächst Gleitmittel (Instillagel) in die Harnröhre eingebracht und anschließend der Katheter in die Blase eingeführt.

Instillagel

Während bei Verwendung offener Harnableitungssysteme bereits nach 24 Stunden 50% und nach 36 Stunden nahezu 100% der Katheterträger infiziert sind, bieten die heute zum Einsatz kommenden geschlossenen Systeme einen besseren Schutz gegen Infektionen. Jetzt ist frühestens nach einer Woche bei etwa 50% der Fälle mit Bakterien im Urin zu rechnen.

geschlossenes Harnableitungssystem

Besonders zu beachten ist jedoch, daß die Verbindung zwischen Katheter und Drainagesystem (Urinbeutel) stets geschlossen bleibt und der Urinbeutel immer rechtzeitig entleert und nie über das Niveau der Harnblase angehoben wird, damit ein Rückfluß von möglicherweise bereits infiziertem Urin in die Nieren unter allen Umständen verhindert wird.

Eine lokale oder systemische Infektprophylaxe mit Antibiotika oder Antiseptika ist nicht notwendig, zumal deren Wirksamkeit nicht eindeutig nachgewiesen ist. Blasenspülungen sollten immer im geschlossenen System über spezielle doppelläufige Katheter mit sterilen Elektrolyt- oder Zuckerlösungen (NaCl-, Ringer-, Mannit-Sorbitlösung) erfolgen. Weil für eine Blasenspülung ein geschlossenes Harnableitungssystem immer geöffnet werden muß und dadurch mit hoher Wahrscheinlichkeit Bakterien in den Urin eingeschleust werden, sollte diese auch nur unter strenger Indikation erfolgen – etwa zur Ausräumung von Blutgerinnseln, als Reinigungsvorgang bei einer eitrigen Blasenentzündung oder zur lokalen Anwendung von anders nicht zuführbaren Medikamenten.

Ringerlösung

Der Zeitpunkt, zu dem ein Dauerkatheter gewechselt werden muß, hängt im wesentlichen vom Ausmaß der jeweiligen Inkrustation der Katheterinnenfläche mit klebrigen Produkten der entzündeten Blasenschleimhaut oder Harnsalzen ab. Da die an einem Katheter haftenden Keime jedoch keiner antibiotischen Behandlung zugänglich sind, sollte dieser in jedem Fall spätestens alle drei Wochen gewechselt werden.

! Nach den langjährigen Erfahrungen des Autors wird ein Dauerkatheter (DK) bisweilen zu leichtfertig gelegt, ohne Abwägen des betreffenden Arztes bzw. ärztlichen Pflegepersonals über die tatsächliche Notwendigkeit dieses Vorgehens, und manchmal dann auch länger belassen als notwendig. Gelegentlich geschieht dies sogar aus »pflegerischer Bequemlichkeit«. Wurde während der klinischen Behandlung bei Ihnen ein Dauerkatheter gelegt, sollten Sie Ihren Stationsarzt bei der Visite gelegentlich höflich fragen, ob dieser – immerhin Hauptursache sog. nosokomialer, d. h. klinikerworbener Infekte – tatsächlich noch liegen bleiben muß.

Um Harnwegsinfekten durch sog. ureasebildende Keime vorzubeugen, sollte der Harn mit L-Methionin oder Ammoniumchlorid angesäuert werden.

Viele der im Krankenhaus erworbenen Infektionen – in Deutschland etwa eine Million pro Jahr – sind gewissermaßen der Tribut für manches moderne Behandlungsverfahren. Daß sich jedoch etwa ein Drittel davon verhindern ließe, muß bedenklich stimmen. Das Fach Krankenhaushygiene liegt in Deutschland eben doch etwas im argen, im Vergleich zu anderen europäischen Staaten sogar auf den hinteren Rängen!

Der Harnstein

Das Harnsteinleiden ist keine moderne Erkrankung, sondern begleitet die Menschheit wahrscheinlich schon seit ihrem Beginn. Wie Funde aus früheren Zeiten zeigen, hat sich auch die Zusammensetzung der Steine im Laufe der Zeit kaum geändert. Anders dagegen die Häufigkeit ihres Auftretens. In diesem Jahrhundert hatte das Harnsteinleiden besonders nach dem Ende des Zweiten Weltkriegs (ab der Währungsreform!) erheblich zugenommen und erst zu Beginn der 70er Jahre eine gewisse Konstanz erreicht. Nach einer Repräsentativbefragung in der Bundesrepublik Deutschland (W. Vahlensieck, 1980) hatten 5% der Befragten im Laufe ihres Lebens einmal oder mehrmals Harnsteine. Das Steinleiden hat somit Ausmaße einer Volkskrankheit erlangt, wobei Männer häufiger betroffen sind als Frauen.

Volkskrankheit

Zur Geschichte des Harnsteinleidens

Der älteste in Ägypten gefundene Blasenstein datiert aus der Zeit um 4800 vor Christi Geburt, die erste Beschreibung der chirurgischen Entfernung eines Blasensteins aus den 30er Jahren n. Chr.. Seinerzeit wurde der Steinschnitt fast ausschließlich bei Knaben angewandt, die dabei mit auseinandergespreizten Oberschenkeln von älteren Personen gehalten wurden, wobei das Instrumentarium bereits aus verschiedenen Steinzangen und einem Dilatatorium zur Erweiterung der Wundöffnung bestand. Die frühesten uns bekannten bildlichen Darstellungen des Steinschnitts stammen aus dem 13. Jahrhundert, als wandernde Steinschneider von Ort zu Ort zogen, bei Blasensteinkranken den hinteren Teil der Harnröhre öffneten, den Dammschnitt durch grobe Gewalt mit einem Drehinstrument dehnten und versuchten, den Stein mit Zangen und Haken zu entfernen.

1697 tauchte in Paris ein Unbekannter auf, der sich Frère Jacques nannte und eine Mönchskutte trug; der einstige Soldat hatte die Anfänge seiner »Kunst« von einem Steinschneider erlernt. »Er ließ seine Patienten mit dem Rücken auf einen Tisch legen, die Füße gegen die Hinterbacken beugen und durch einige starke Kerls halten. Bei der Operation und im Ausziehen des Steins verfuhr er meistens sehr grob und grausam. Er stieß sein Messer dicht am Mastdarm entlang in die Blase hinein, maß mit der Messerspitze die Größe des Steins und erweiterte den Schnitt, bis der Stein leicht zu entfernen war. Hatte er den Stein herausgenommen, kümmerte er sich nicht um das Verbinden und die Diät des Patienten, sondern antwortete: Ich habe dem Patienten den Stein ausgenommen, Gott helfe ihm weiter«. Auf diese Weise konnte sich Frère Jacques rühmen, in 30 Jahren 4500 Steinschnittoperationen »erfolgreich« durchgeführt zu haben.

Heute fragt man sich natürlich, warum nicht schon die Steinschneider jener Epoche auf den naheliegenden Gedanken kamen, die Blase von oben durch die Bauchdecke zu öffnen.

Berühmte Steinpatienten

In der Geschichtsschreibung sind viele berühmte Steinpatienten erwähnt. So war Kaiser Heinrich II. 1022 während eines Aufenthalts im Kloster Montecassino wegen eines Blasensteins operiert worden. Den erschöpften Patienten und den heiligen Benedikt als stolzen Operateur hat Tilman Riemenschneider 1513 in einem Relief am Kaisergrab im Bamberger Dom verewigt.

Martin Luther (1483–1546) soll im Alter von 48 Jahren erstmals eine Steinkolik und dann sechs Jahre später die schwersten Steinbeschwerden seines Lebens durchgemacht haben, mit Harnblutung, Abgang mehrerer Steine und komplettem Harnverhalt. Damals konnte er erst nach neun Tagen an seine Frau schreiben: »Nun hat man so

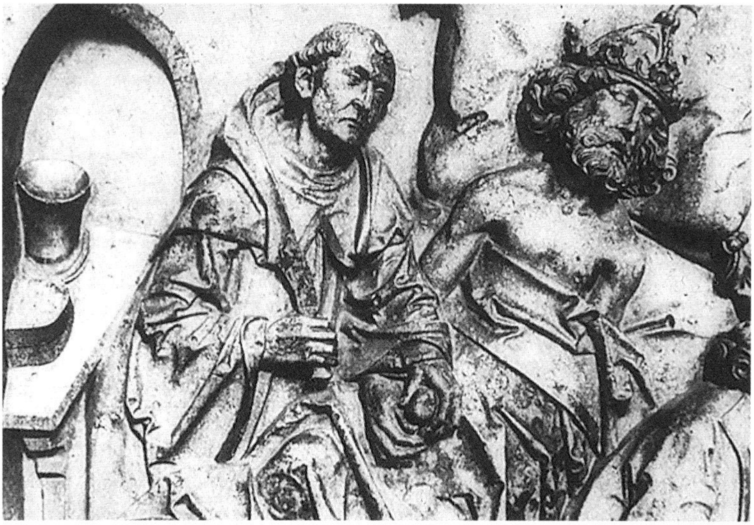

Abb. 12 Steinentfernung bei Kaiser Heinrich II. (Tilman Riemenschneider, Bamberger Dom)

hart gebetet für mich zu Gott, daß Gott diese Nacht den Blasenausgang hat geöffnet, und in zwo Stunden wohl 3–4 Liter von mir gegangen ist und mich dünket, ich sei wieder von neuem geboren.« Auch in späteren Jahren hatte Luther immer wieder unter Steinkoliken zu leiden, und aus einer kurzen Bemerkung wenige Tage vor seinem Tod läßt sich vermuten, daß sein Steinleiden ihm bis ans Lebensende zu schaffen gemacht hat.

Kaiser Napoleon III., zu seiner Zeit der wohl berühmteste Patient mit einem Blasenstein, ist nach zwei von Sir Henry Thompson, einem der bekanntesten Urologen des 19. Jahrhunderts, vergeblich versuchten Steinzertrümmerungen schließlich am 9. Januar 1873 an seinem Blasenleiden verstorben. Der etwa 40 g schwere, mehrschichtige Phosphatstein ist noch heute in einer kleinen halbkugeligen Glastasse im Royal College of Surgeons in Londen zu sehen.

Die weitere Aufzählung berühmter Steinpatienten wie u.a. Alexander der Große, Peter der Große, Friedrich der Große, Goethe oder Lyndon B. Johnson, ehemaliger Präsident der USA, würde sicher noch Seiten füllen!

Ursachen der Harnsteinbildung

Die geologischen und klimatischen Gegebenheiten bekannter »Steingebiete« wie Ägypten, Türkei, Ungarn, Südfrankreich oder Süditalien weisen darauf hin, daß vermehrtes Schwitzen in heißem und trockenem Klima und vor allem die hierdurch verringerte Urinausscheidung die Entstehung von Harnsteinen begünstigt.

Nach einer italienischen Statistik aus dem Jahr 1956 betrug der prozentuale Anteil von Harnsteinkranken an der Gesamtzahl urologischer Patienten in Sizilien 30,6%, in Sardinien 27,5%, in Süditalien 25%, in Zentralitalien 13,7% und in Norditalien 10,7% – also eine vom heißen Sizilien zum weniger warmen Norditalien hin eindeutig abnehmende Häufigkeit von Harnsteinen.

Auch Menschen, die während eines längeren Aufenthalts in Ländern mit heißem Klima ihre herkömmlichen Eßgewohnheiten beibehalten, aber nicht ausreichend Flüssigkeit zu sich nehmen, haben häufiger Harnsteine.

Dies konnte im Zweiten Weltkrieg z. B. bei Soldaten des deutschen Afrikakorps oder bei amerikanischen Soldaten, die im südlichen Pazifik stationiert waren, beobachtet werden. Auch die in jüngster Vergangenheit aus Europa nach Israel ausgewanderten Menschen litten häufiger unter Harnsteinen, vorwiegend die Altersgruppe zwischen 18 und 50, die schwere körperliche Arbeit leisten mußte.

Alle diese Fakten deuten darauf hin, daß die Bildung von Harnsteinen etwas mit der Harnkonzentration zu tun haben muß. Aus chemischer Sicht ist Urin eine übersättigte Lösung, in der außer den Abfallprodukten des Körperstoffwechsels u.a. auch Kalzium, Oxalsäure, Harnsäure, Zystin etc. enthalten sind.

Überschreiten diese Salze im Harn eine bestimmte Konzentration, bilden sich Kristalle, die normalerweise wieder mit dem Urin ausgeschieden werden. Ist die Konzentration von Harnsalzen jedoch ständig zu hoch und fehlen dabei bestimmte Kristallisationshemmstoffe, entstehen große Einzelkristalle oder Kristallkomplexe.

Neben der Übersättigung des Urins und dem Mangel an sog. Hemmkörpern hat auch die aktuelle Harnreaktion, d. h. der pH-Wert des Urins wesentlichen Einfluß auf die Auskristallisation von Harnsteinen. So nimmt im alkalischen Urin (pH-Wert höher als 7) die

pH-Wert

Sättigung für Magnesium-Ammonium-Phosphat zu und die Löslichkeit entsprechend ab, so daß dann eben Magnesium-Ammonium-Phosphat-Steine entstehen können, ebenso wie bei einem Harnwegsinfekt, der eine alkalische Harnreaktion bedingt. Harnsäuresteine bilden sich nur in saurem Urin, wenn der pH-Wert des Urins unter 7 liegt. Deshalb haben Harnsäuresteinträger in der Regel einen sehr sauren Urin (eine sog. Säurestarre des Urins mit einem konstanten Urin-pH zwischen 5 und 5,5), in dem praktisch keine Harnsäure mehr in gelöster Form vorhanden ist.

Wenn in manchen Familien häufiger Harnsteine vorkommen, betrifft dies sicher weniger genetische Faktoren als vielmehr deren Ernährung und den Lebensstil. So bekommen beispielsweise Menschen mit sitzender Tätigkeit wesentlich häufiger Steine als etwa Handwerker, die hauptsächlich körperlich arbeiten. Das gleiche gilt bei längerer Immobilisation, wenn etwa durch ständiges Liegen auch noch der Harnfluß verlangsamt ist.

Je nach Lage der Steine in den Nieren bzw. harnableitenden Organen spricht man von Kelch-, Nierenbecken-, Nierenbeckenausguß-, Harnleiter-, Blasen- oder Harnröhrensteinen, deren Größe vom stecknadelkopfgroßen Harnleiterstein bis zum apfelgroßen Blasenstein variiert.

Nach ihrer chemischen Zusammensetzung unterscheidet man anorganische und organische Harnsteine, wobei alle Steine, die Kalzium, Phosphat oder Oxalat enthalten, zu den anorganischen, Harnsäure-, Ammoniumurat- und Zystinsteine zu den organischen Harnsteinen zählen. Am häufigsten sind Kalziumoxalatsteine, die in der BRD 60 bis 70% aller Steine ausmachen.

Kalzium-oxalat

Kalziumhaltige Steine können u.a. bei einer erhöhten Kalziumkonzentration im Urin entstehen, z. B. bei ständig hohem Verzehr von Milch und Molkereiprodukten, die von allen Lebensmitteln den höchsten Kalziumgehalt aufweisen, ebenso durch eine Überfunktion der Nebenschilddrüsen oder eine erhöhte Resorption von Kalzium aus der Nahrung, z. B. bei Überdosierung von Vitamin D oder infolge vermehrten Knochenabbaus bei Knochenerkrankungen bzw. zu langer Immobilisation.

Eine erhöhte Oxalsäurekonzentration im Urin kann durch einen hohen Oxalsäuregehalt der Nahrung verursacht sein, eine infolge entzündlicher Darmerkrankungen vermehrte Oxalsäureaufnahme im Körper oder eine vermehrte Zufuhr hoher Dosen von Vitamin C (im Körper wird nämlich eine begrenzte Menge Ascorbinsäure in Oxalsäure umgewandelt).

Beträgt die Zystinausscheidung bei normalem Urin-pH mehr als 300 mg/l, bilden sich Zystinsteine. Tatsächlich scheiden Zystinsteinbildner infolge einer angeborenen Störung der Rückresorption von Aminosäuren in den Nieren u.a. auch eine um 20- bis 30fach erhöhte Menge an Zystin aus.

Steinkoliken und ihre Behandlung

Eine Nierenkolik kann relativ plötzlich aus völligem Wohlbefinden heraus einsetzen. Dann besteht ein wehenförmig zu- und abnehmender intensiver Schmerz in der Nierengegend, der je nach Lage des Steins in den Unterbauch, mehr in den Rücken oder in die Leiste und bei tiefer Lokalisation im kleinen Becken bis in die Oberschenkel und den Hodensack bzw. die Schamlippen ausstrahlen kann. Das Nierenlager der betroffenen Seite ist meist klopf- und druckempfindlich. Zusätzlich bestehen häufig Übelkeit und Brechreiz, bisweilen kommt es auch zum Erbrechen (wenn sich ein Stein in dem von Bauchfell überzogenen Abschnitt des Harnleiters bewegt und dadurch das Bauchfell reizt).

Nierenlager

Bis ein Notarzt eintrifft, lassen sich die bei akuter Nierenkolik auftretenden Schmerzen meistens durch ein heißes Vollbad oder durch heiße Umschläge auf die Körperregion, in die der Kolikschmerz ausstrahlt, etwas mildern.

Ein echter Kolikschmerz läßt sich niemals durch die Einnahme von Schmerztabletten völlig unterdrücken, sondern einzig und allein durch eine intravenöse Injektion von z. B. 2 ml Buscopan oder 0,5–1 g Novalgin.

Um rezidivierende Koliken abzuschwächen oder vielleicht sogar ganz zu vermeiden und zusätzlich noch den Spontanabgang eines Steins zu beschleunigen, hat sich die sog. fortgesetzte Spasmoanalgesie mit Spasmo-Cibalgin, Buscopan oder Urol bewährt. Letzteres ist ein pflanzliches Präparat mit harntreibender (diuretischer), krampflösender (spasmolytischer) und abschwellender (antiödematöser) Wirkung auf die Schleimhäute. Die übliche Tagesdosis von 3 x 2 Kapseln Urol kann bei anhaltend ziehenden Schmerzen, die auf eine erneute Nierenkolik hindeuten, durch zusätzliche Einnahme von jeweils 2 Kapseln in Abständen von etwa 10 Minuten so lange erhöht werden, bis der Betreffende absolut schmerzfrei ist. Nebenwirkungen sind bei diesem pflanzlichen Präparat nicht zu befürchten.

fortgesetzte Spasmoanalgesie

Anläßlich einer sog. Multicenterstudie in verschiedenen urologischen Kliniken und Arztpraxen (H.J. Schneider, 1985) waren insge-

dem zweiten Herzschlag) Stoßwellen ausgelöst, deren Anzahl von der Steingröße abhängt. Dadurch zerfällt der Stein in viele kleine Teilchen, die dann spontan über Harnleiter und Blase abgehen.

! Etwa 20 bis 25% der mit ESWL behandelten Patienten können anschließend noch gelegentlich Koliken bekommen, wenn nämlich kleine Steinreste an der Einmündung der Harnleiter in die Blase hängenbleiben (sog. Steinstraßen). Aber auch diese Restkonkremente gehen unter fortgesetzter Spasmoanalgesie mit Urol meistens noch spontan ab.

Vibrationsmassagegerät

Ein sogenanntes Vibrationsmassagegerät, auf dessen vibrierende Plattform (mit zwei unterschiedlichen Vibrationsstärken) sich der/die Steinträger/in täglich mehrmals für einige Minuten stellt, verkürzt die Zeit zwischen einer Steinzertrümmerung und dem Spontanabgang der in den ableitenden Harnwegen verbliebenen Steinfragmente und verschont zusätzlich vor allem ältere Menschen vor der sonst üblichen Bewegungstherapie wie Treppensteigen oder Seilspringen. Die meisten von ihnen empfinden diese Art der Behandlung sogar als angenehm!

Drei Verfahren zur extrakorporalen Stoßwellenerzeugung, die hinsichtlich der Zahl angewandter Stoßwellen bei gleicher Steingröße und Erfolgsrate in bezug auf anschließende Steinfreiheit annähernd vergleichbar sind, stehen alternativ zur Verfügung:

- die Funkenstreckenentladung von Dornier (MPL 9000 X sowie MFL 5000 U) und Philips (Litho Diagnost M bzw. ME),
- die elektromagnetischen Verfahren von Siemens (Lithostar Multiline), Dornier (DL 15/50-U) und Storz (Modulith SLX), sowie
- die piezoelektrische Geräteeinheit von Wolf/Knittlingen (Piezolith 2500).

Die Stoßwellenankopplung an den menschlichen Körper erfolgt inzwischen nicht mehr im Wasser, sondern im »Trockenen« mit Wasser- bzw. Gelkissen, die Ortung des Steins unmittelbar vor Beginn und während einer Stoßwellenlithotripsie nur noch mit Ultraschall. Eine Narkose ist in der Regel nicht mehr erforderlich.

Die Effektivität der Steinauflösung konnte jedoch trotz vieler Verbesserungen in technischen Details gegenüber dem ersten Gerät von Dornier nicht weiter verbessert werden.

Dank der ESWL erübrigen sich heute über 90% der früher notwendigen Steinoperationen. Aber nur drei von vier der durch dieses Verfahren von ihrem Stein befreiten Patienten bleiben anschließend auch tatsächlich steinfrei.

Gegenanzeigen (Kontraindikationen) für eine ESWL sind nicht be-

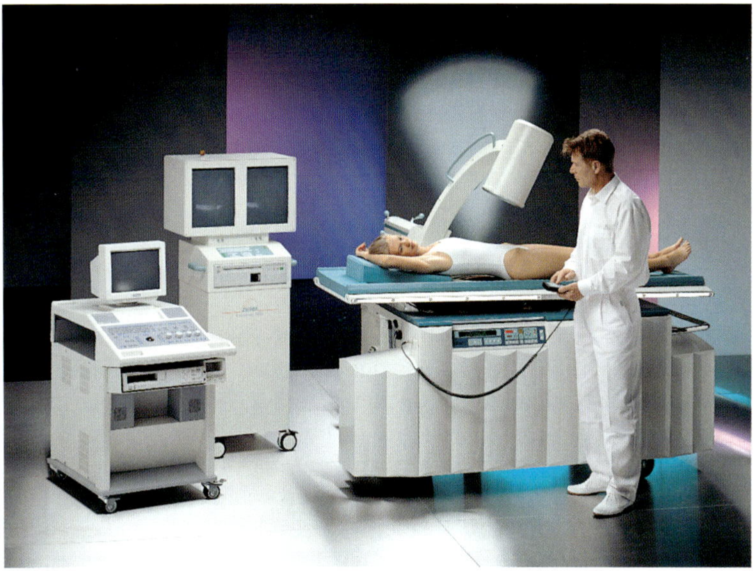

Abb. 13 Moderner, mit einer Stoßwelleneinheit ausgestatteter multifunktioneller Arbeitsplatz für die ESWL

handelte Gerinnungsstörungen (die Gerinnungswerte Quick, PTT und Thrombozyten müssen deshalb vor jeder ESWL bekannt sein), eine Schwangerschaft, unbehandelte Harnwegsinfekte und Harnabflußstörungen (z.B. Harnleiterstenosen) unterhalb des zu zertrümmernden Steins. Technische Kontraindikationen können sich bei extrem fettleibigen Patienten oder Säuglingen in den ersten sechs Lebensmonaten ergeben.

Gerinnungswerte

Vor jeder ESWL sollte der betreffende Patient über hierdurch mögliche Hämatome (Blutergüsse) im Unterhautgewebe oder in der betroffenen Niere aufgeklärt werden. Auch auf eventuell notwendige Hilfsmaßnahmen wie eine perkutane Nephrostomie (Harnableitung durch die Haut) oder Urethroskopie und möglicherweise erforderliche Mehrfachbehandlungen ist hinzuweisen.

Eine entzündliche Harnstauungsniere erfordert in jedem Fall eine Harnableitung durch die Haut. Auch nach ESWL auftretende Dauerkoliken sind oftmals leichter durch Entlastung des oberen Harntrakts zu beherrschen als durch ständige Einnahme von Spasmoanalgetika. Zusätzlich normalisiert sich nach einer Druckentlastung durch perkutane Nephrostomie auch wieder die Peristaltik des Harnleiters, was wiederum den Spontanabgang zurückgebliebener Steinfragmente fördert.

Nachdem die Energieübertragung zum Wirkungsort auch über sehr kleine Glasfasersysteme möglich wurde, hat neben der extrakorporalen Stoßwellenlithotripsie auch die intrakorporale laserinduzierte

Nd-YAG-Laser

(Nd-YAG-Laser) Stoßwellenzertrümmerung von Harnleiter- und unteren Nierenkelchsteinen (A.G. Hofstetter) zunehmend an Bedeutung gewonnen.

In Deutschland gibt es inzwischen über 100 ESWL-Zentren, die sich anteilsmäßig zu 39% auf Universitätskliniken, zu 57% auf andere Krankenhäuser und zu 4% auf niedergelassene Praxen verteilen. Die Anzahl dieser Zentren mit durchschnittlich etwa 660 Behandlungen pro Jahr übersteigt jedoch den rein rechnerischen Bedarf (möglich sind 3,4 Behandlungen pro Tag) bereits bei weitem – selbst unter Berücksichtigung, daß rund 70% dieser Geräte zusätzlich noch zur Zertrümmerung von Gallengangsteinen verwendet werden.

In letzter Zeit häufen sich auch Berichte über eine erfolgreiche Anwendung von Stoßwellen bei orthopädischen Erkrankungen (z. B. Pseudarthrosen).

ESWL-Versorgungskonzepte

Um auch den in kleineren Krankenhäusern stationierten Patienten den Zugang zur extrakorporalen Stoßwellenbehandlung zu ermöglichen, wurden mit der sog. Fremdleistungs-ESWL und der ESWL in mobilen Einheiten zwei neue Versorgungskonzepte entwickelt.

Fremdleistungs-ESWL

Im Rahmen der sog. Fremdleistungs-ESWL werden Patienten aus kleineren Kliniken ausschließlich zur Stoßwellenbehandlung in ein entsprechendes Zentrum gebracht und anschließend sofort wieder zurückverlegt. Dadurch bleibt die Vorbereitung und Nachsorge in der Verantwortung des überweisenden Krankenhauses – eine Form der Zusammenarbeit, die inzwischen bereits an vielen Kliniken praktiziert wird.

Bei der mobilen ESWL wird dem jeweils anfordernden Krankenhaus ein auf einem LKW transportierbares Stoßwellengerät zur Verfügung gestellt.

Behandlungsergebnisse mit der ESWL

Im Gegensatz zur operativen oder perkutanen Steinentfernung ist das Ziel bzw. Ergebnis der ESWL nicht die Steinentfernung, sondern die Steinzertrümmerung. Wie viele Patienten nach einer ESWL tatsächlich steinfrei werden, hängt in erster Linie von der Größe, Lage und Anzahl der vorhandenen Harnsteine, aber auch vom jeweils verwendeten Gerätetyp ab. Nach ESWL eines Harnleiter- oder Nierenbeckensteins sind nach drei Monaten 90% der Patienten steinfrei, bei Steinen in einem unteren Nierenkelch sinkt dieser Anteil auf 60% ab. Nach ausschließlicher ESWL-Behandlung größerer Steine (partieller oder kompletter Nierenbeckenausgußsteine) können 50 bis 75% der Patienten mit späterer Steinfreiheit rechnen.

Blasensteine

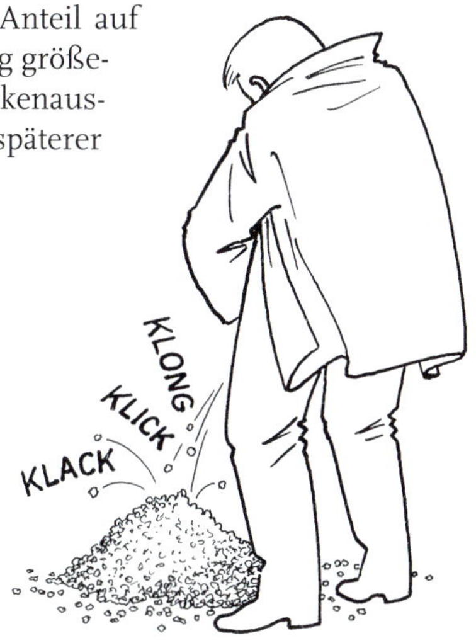

Abb. 14 *»Ergebnis« der ESWL eines großen Nierensteins*

Verfängt sich ein Konkrement in der Blasenschleimhaut und bleibt z. B. infolge einer den Harnabfluß behindernden großen Prostata nach jedem Wasserlassen eine »Urinpfütze« (Restharn) in der Blase zurück, kann durch die fortlaufende Anlagerung von Harnsalzen ein Blasenstein entstehen. Bei Dauerkatheterträgern inkrustiert vor allem bei zu lange nicht gewechseltem Katheter (der Wechsel eines Dauerkatheters sollte spätestens alle drei Wochen erfolgen) die Katheteroberfläche und liefert damit gewissermaßen das »Gerüst«, den Kristallisationskern für die Bildung eines Blasensteins. Wichtig zu wissen ist, daß Siliconkatheter eine geringere Inkrustationsrate haben als Latexkatheter.

Harnsäuresteine in der Blase lösen sich bei Alkalisierung des Harns und Einnahme von Allopurinol von selbst wieder auf. Die am häufigsten vorkommenden Kalziumoxalatsteine müssen mit einer Zange oder dem sog. Steinpunch zunächst mechanisch verkleinert und anschließend elektrohydraulisch, durch Laserenergie oder mit Ultraschall in kleine Steinfragmente zertrümmert und mit einer Blasenspritze herausgespült bzw. abgesaugt werden.

Genauso wichtig wie die Entfernung eines Blasensteins ist dann aber auch die Beseitigung einer für die Entstehung dieses Steins mitverantwortlichen Harnabflußbehinderung unterhalb der Blase. Dies ist in den meisten Fällen eine gutartige Prostatavergrößerung, die dann unmittelbar vor oder nach einer Blasensteinzertrümmerung elektroreserziert (mittels TUR-P) oder ausgeschält (mittels Adenomektomie) werden sollte, oder eine Verengung (Striktur) der Harnröhre, die entweder endoskopisch geschlitzt oder offen operativ korrigiert werden muß. Wird nämlich nur der Blasenstein entfernt, ist ein baldiges Steinrezidiv gewissermaßen vorprogrammiert.

Rezidivsteinprophylaxe – wie lassen sich Harnsteine verhüten?

Um einen Rezidivstein handelt es sich definitionsgemäß bei jedem zweiten oder weiteren Harnstein im Leben, unabhängig von seiner Zusammensetzung, Lokalisation oder der Zeitspanne seit dem ersten Stein. Ohne Änderung der Eß- und Trinkgewohnheiten und Einhaltung bestimmter vorbeugender Maßnahmen kommt es in 60 bis 70% der Fälle zu Rezidivsteinen.

Vermehrte Flüssigkeitszufuhr – Harnverdünnung

Aus dem Mittelalter stammt der Spruch »Morgens und abends 4 bis 5 Loth getrunken, öffnet die Verstopfung der Nieren, treibet und fördert den Harn, treibet aus den Grieß und Lendenstein, lindert den Schmerz der Nieren.« Schon damals wurden Birkenblätter, Wacholder, Fenchel und Katzenbart erwähnt, die gegen das Steinleiden wirken sollten.

> Die Stärke des Harnstroms und damit dessen mechanischer Spüleffekt in den Nierenkanälchen und ableitenden Harnwegen sowie die Konzentration der steinbildenden Mineralsalze im Harn hängt in erster Linie vom Flüssigkeitsangebot an die Nieren ab.

Die einfachste und zugleich wirksamste Vorbeugung gegen neue Steine ist demnach die fortlaufend in Gang zu haltende »innere Spülung«. Dies bedeutet trinken, trinken und nochmals trinken! Nicht nur, um mehr Urin auszuscheiden, sondern auch, um die Konzentration der steinbildenden Substanzen im Urin, der aus chemischer Sicht immer eine übersättigte Lösung darstellt, zu verringern.

spezifisches Harngewicht

Ob durch die getrunkene Flüssigkeitsmenge tatsächlich eine ausreichende Urinverdünnung erreicht wurde, läßt sich am einfachsten und schnellsten durch Bestimmung des spezifischen Harngewichts mit einem in jeder Apotheke erhältlichen Zylometer feststellen: Das spezifische Harngewicht sollte stets um 1010 liegen. Eine ungenügende Harnverdünnung ist immer Folge einer zu geringen Flüssigkeitsaufnahme oder eines zu hohen Flüssigkeitsverlusts bei Durchfall oder starkem Schwitzen (Klima, Sauna, Sport).

Reichlich trinken bedeutet, nicht nur bei Durst, sondern regelmäßig Flüssigkeit zu sich zu nehmen, und zwar täglich mindestens 3 l. Um sog. Konzentrationsspitzen des Urins während der Nachtstunden zu vermeiden, sollte ein Harnsteinkranker auch abends so viel trinken, daß es ihn nachts mindestens einmal auf die Toilette »treibt«. Dabei sollte er dann unbedingt wieder Flüssigkeit »nachtanken«, wozu auf der Toilette immer eine Flasche Mineralwasser griffbereit stehen sollte.

Weil nun Bayern oder Pfälzer trotz ihres bisweilen überdurchschnittlichen Bier- bzw. Weinkonsums aber genauso häufig mit Harnsteinen zu tun haben wie Menschen aus anderen Regionen, scheint jedoch die alleinige Verdünnung des Urins, zumindest durch Zufuhr alkoholischer Getränke, noch lange nicht der Weisheit letzter Schluß zu sein!

Was darf man und was sollte man als Harnsteinkranker nicht essen und trinken?

Neutrale Getränke, die keine Wirkung auf den pH-Wert des Harns und die mineralische Zusammensetzung des Urins haben, eignen sich bei allen Steinleiden. Schon allein durch Trinken eines mineralstoffarmen Wassers läßt sich das Risiko einer Kristallisation von Calciumoxalat um 40% senken (Hesse, 1989).

Folgende Getränke sind generell zu empfehlen:

- Bei Kalziumoxalat-, Harnsäure- oder Zystinsteinen: Quell- und Leitungswasser, Mineralwasser (Kalziumgehalt nicht mehr als 100 bis 150 mg/l, Natriumgehalt weniger als 500 mg/l, reichlich Bicarbonat), Früchte- und Kräutertee, Harntee und verdünnte Säfte (jedoch nicht schwarzer Johannisbeersaft).
- Bei Struvit- oder Kalziumphosphatsteinen: säuernde Getränke wie schwarzer Johannisbeer- oder Preiselbeersaft, säuernde Mineralwasser (geringer Bicarbonatgehalt, hoher Sulfatgehalt), Quell- und Leitungswasser, Früchte- und Kräutertee.

Die heutige Ernährungsweise und der durch Auto, Computer und Fernseher vorgegebene Bewegungsmangel tragen sicher nicht zur Verhinderung von Harnsteinen bei. Jeder von uns führt schließlich Tag für Tag mehr Kalorien zu, als er tatsächlich benötigt und auch wieder abarbeiten kann. Übergewichtigkeit ist deshalb in Deutschland längst zur »Volksseuche Nr. 1« geworden, was jede Lebensver- Übergewicht sicherung mit statistisch gesicherten Daten über den Zusammenhang von Übergewicht und verringerter Lebenserwartung belegen kann. Eines ist dabei gewiß: Dick wird man (fast) nur von zu vielem Essen und Trinken (Wasser ausgenommen), wobei allerdings individuelle Unterschiede in der Nahrungsverwertung zu berücksichtigen sind.

Für Menschen, die nur schwer wieder Gewicht verlieren, sind deshalb exakte und über einen längeren Zeitraum einzuhaltende Ernährungsrichtlinien besonders wichtig.

Als Faustregel gilt: Das normale Körpergewicht in Kilogramm sollte der Differenz aus Körpergröße minus 100 entsprechen.

Ein 1,80 m großer Mensch dürfte demnach nicht mehr als 80 kg wiegen – für viele bleibt dies ein unerreichbarer Wunschtraum. Die Ernährung scheint für die Harnsteinbildung kein auslösender, aber ein begünstigender Faktor zu sein. Dies belegen jedenfalls die »Harnsteinwellen« in den Jahren nach dem Ersten und mehr noch nach dem Zweiten Weltkrieg.

Von 1919 bis 1923, ausgeprägter noch in den Jahren 1943 bis 1948 war die Ernährung eiweiß-, kalk- und fettarm, aber außerordentlich wasserreich. Als sich dann 1948 nach der Währungsreform die Lebensbedingungen fast schlagartig besserten und man zu einer kalorienreichen, dafür jedoch relativ flüssigkeitsarmen Ernährung überging, wurden Harnsteine zu einem weit verbreiteten Gesundheitsproblem. Sicher ist, daß die damals vor allem in Deutschland und Österreich steigende Zahl von Harnsäuresteinen (1958 etwa 5%, 1970 bereits 25%) hauptsächlich als Folge des wiedergewonnenen Wohlstands zu bewerten war. Menschen aus weniger bevorzugten Ländern sprachen deshalb scherzhaft auch von »Wirtschaftswundersteinen«.

Wohlstandskrankheit

! Unsere heutige Ernährung ist überkalorisch und enthält in Form von Fleisch, Wurst, Käse und Fisch zuviel tierisches Eiweiß. Eine vermehrte Eiweiß- und Purinzufuhr erhöht die Harnsäureausscheidung über die Nieren und verursacht eine saure Harnreaktion – die beiden wichtigsten Voraussetzungen für die Entstehung von Harnsäuresteinen!

Der Verzehr von Fleisch, Wurst und besonders Innereien (durchschnittlich 20% Eiweiß), der inzwischen als Folge der Schreckensmeldungen über Rinderwahnsinn, Schweinepest und die Gefahr von Salmonellen in Hühnerfleisch rückläufig ist, hätte eigentlich schon viel früher eingeschränkt werden müssen.

Grundsätzlich sollte jeder Steinpatient durch seinen Urologen oder Hausarzt zu einer Änderung seiner Kostgewohnheiten angehalten werden. Bestrebungen der Krankenkassen gehen sogar dahin, in ihren regionalen Beratungsstellen u. a. auch Ernährungsberatungen für Harnsteinpatienten anzubieten.

Verhütung von Kalziumoxalatsteinen

60 bis 70% aller Harnsteine bestehen aus Kalziumoxalat. Patienten mit Kalziumoxalatsteinen sollten, falls sich bei ihnen außer der fast obligatorisch falschen Ernährungsweise keine anderen Ursachen für die Steinbildung finden, alle Nahrungsmittel mit hohem Kalziumgehalt (siehe Tabelle 2, S. 54) ebenso meiden wie solche mit extrem hohem Gehalt an Oxalsäure, deren erhöhte Ausscheidung im Urin einer der Hauptrisikofaktoren für die Bildung von Kalziumoxalatsteinen ist.

Dies betrifft einerseits Milch- und Molkereiprodukte, Schnitt- oder Schmelzkäse, Ölsardinen, Schokolade, Nüsse oder Sojabohnen und andererseits Kakaopulver, rote Rüben, Mangold, Sauerampfer, Rhabarber, Spinat oder Petersilie.

Tomaten zählen – entgegen allgemeiner Ansicht – nicht zu oxalsäurereichen Gemüsen. Der Genuß von Bohnenkaffee oder schwarzem Tee sollte wegen des hohen Oxalsäuregehalts eingeschränkt werden, und bei Mineralwässern ist darauf zu achten, daß der Kalziumgehalt unter 100 mg/l liegt. Die tägliche Zufuhr von Kalzium in Form von Käse, Milch und Milchprodukten sollte 300 mg nicht wesentlich überschreiten.

Verhütung von Phosphatsteinen (Infektsteinen)

Urease-positive Bakterien

Chronische Harninfekte mit sog. ureasepositiven Bakterien (Proteus, Pseudomonas aeruginosa, Staphylococcus aureus oder Klebsiella), die Harnstoff in Ammoniak und Kohlendioxid spalten können, verursachen eine Übersättigung des Harns mit Ammoniumionen und fördern dadurch das rasche Wachstum von Struvitsteinen (Magnesium-Ammonium-Phosphat).

Die Löslichkeit von Magnesium-Ammonium-Phosphat kann durch Ansäuerung des Urins wesentlich verbessert werden. Findet sich als Ursache der Infektion eine Harnabflußstörung, muß diese natürlich zuerst korrigiert werden. Anschließend sollte dann über einen längeren Zeitraum eine gezielte Antibiotikabehandlung erfolgen und der

Tab. 2

Kalziumgehalt von Milch, Milchprodukten und Käse je 100 g (bzw. 100 ml) verzehrbaren Anteils

Milch		mg Kalzium	
	Vollmilch 3,5 %	120	**niedriger**
	fettarm 1,5%	118	**Kalzium-**
	entrahmt 0,3%	123	**gehalt**
	Joghurt:		
	3,5%	120	
	fettarm	114	
	mager 0,3%	143	
	Buttermilch	109	
	Kondensmilch:		
	10%	315	
	7,5%	242	
	Schlagsahne 30%	80	
	saure Sahne	100	
Käse	Doppelrahmfrischkäse 60%	79	
	Rahmfrischkäse 50%	98	
	Speisequark:		
	40%	95	
	20%	85	
	mager	92	
	Romadur:		
	50%	264	**mittlerer**
	20%	448	**Kalzium-**
	Münsterkäse:		**gehalt**
	50%	230	
	45%	310	
	Harzer, Korbkäse 10%		
	Camembert:		
	60%	400	
	30%	600	
	Brie 50%	400	
	Limburger:		
	40%	534	
	20%	510	
	Edelpilzkäse 50%	526	**hoher**
	Roquefort	662	**Kalzium-**
	Butterkäse 50%	694	**gehalt**
	Edamer:		
	45%	678	
	30%	800	
	Chester 50%	810	
	Tilsiter:		
	45%	858	
	30%	830	
	Emmentaler 45%	1020	
	Parmesan	1290	

Urologe B (1993) 33, 143—147, R. M. Schaefer: Organisation der Nachsorge beim Harnsteinleiden in der urologischen Praxis pH-Wert des Urins durch Einnahme von Mixtura-solvens-Kompretten bzw. Extin oder L-Methionin-Gry konstant auf den optimalen Wert zwischen 5,8 und 6,2 eingestellt werden. Dann ist nämlich die Gefahr am geringsten, daß Phosphat- bzw. Ammoniumuratkristalle ausfallen. Harnsäuernde Getränke wie Apollinaris oder Pils sowie schwarzer Johannisbeer- oder Preiselbeersaft können dabei mithelfen. Bei einer erhöhten Phosphatausscheidung im Urin sollte man Aludrox einnehmen.

Verhütung von Harnsäuresteinen

Harnsäuresteine, die etwa 14% aller Harnsteine ausmachen, entstehen vorwiegend in der zweiten Lebenshälfte und eigentlich niemals ausschließlich wegen einer übermäßig hohen Ausscheidung von Harnsäure, sondern hauptsächlich in einem sehr sauren Harnmilieu, in dem sich Harnsäure schlecht oder überhaupt nicht mehr löst.

Umgekehrt lassen sich Harnsäuresteine durch eine konsequente Alkalisierung des Harns auf pH-Werte um 6,8, entweder diätetisch mit Zitrusfrüchten und ihren Säften oder besser und sicherer durch Uralyt-U, wieder auflösen. Da der Urin-pH in Abhängigkeit von der Ernährung und dem Tagesrhythmus schwankt, müssen Harnsäuresteinträger den pH-Wert ihres Urins täglich selbst mit einem Indikatorpapier messen und daraus die für sie erforderliche Dosis von Uralyt-U bestimmen.

Uralyt-U

Durch Allopurinol läßt sich eine zu hohe Harnsäureausscheidung verringern. Bei zu hohen Harnsäurewerten im Blut (8–9 mg/dl) kann, allerdings nur unter ärztlicher Kontrolle, auch Benzbromaron oder ein Allopurinol-Benzbromaron-Mischpräparat genommen werden. Dabei muß, um die Gefahr einer Verstopfung der Nierenkanälchen mit dem vermehrt ausgeschiedenen Urat zu vermeiden, unbedingt durch reichliche Flüssigkeitszufuhr eine entsprechend starke Harnverdünnung (tägliche Urinmenge mindestens 3 l!) erreicht werden.

Bei Anfälligkeit für Harnsäuresteine (Harnsäurestein-Diathese) sollte möglichst viel Leitungswasser, Tafelwasser, Früchte- oder Kräutertee und auch reichlich ungesüßter Fruchtsaft aus Zitronen, Grapefruits oder Orangen getrunken werden, weil diese den Urin alkalisieren. Weniger geeignet sind Preiselbeer- und Johannisbeersäfte, weil diese die Harnsäureausscheidung sogar noch verstärken.

Andererseits begünstigt Harnsäure die Auskristallisation von Kalziumoxalat. Bei zuviel Harnsäure im Urin sollten deshalb purinreiche Nahrungsmittel wie Fleisch oder Fisch nur noch in geringen Mengen gegessen werden. Besonders einzuschränken sind dabei Innereien wie Leber, Bries, Nieren, Hirn und Milz, aber auch Wurst, Pasteten, Wild, Speck, Fleischextrakte, Sardinen, Sardellen, Hering, Krabben, fette Käsesorten, Spargel, Spinat und Hülsenfrüchte. Als Eiweißträger geeignet sind mageres Fleisch, magerer Fisch, Geflügel, Eier und Milchprodukte.

Das Übergewicht vieler Harnsäuresteinträger sollte grundsätzlich langsam, aber stetig reduziert werden, weil die Harnsäureausscheidung beim Abnehmen infolge des Abbaus von Gewebe sogar noch zunimmt. Bei einer Neigung zu Harnsäuresteinen ist eine möglichst vegetarische Ernährung mit reichlich Ballaststoffen besonders zu empfehlen, da sich dadurch sowohl das Körpergewicht als auch die Ausscheidung von Harnsäure verringern und die Urinreaktion sich mehr zum alkalischen Bereich hin verschiebt. Gelingt dies nicht mit der erwähnten Ernährungsumstellung, sollte man Uralyt-U einnehmen, mit dem sich der Urin-pH unter täglich mehrfacher Kontrolle mit Indikatorpapier exakt auf Werte zwischen 6,2 und 6,8 – das Lösungsoptimum für Harnsäure – einstellen läßt.

Verhütung von Zystinsteinen

angeborenes Stoffwechselleiden

Ursache für die allerdings relativ seltene Entstehung von Zystinsteinen ist eine angeborene, vererbbare Stoffwechselerkrankung. Statt normalerweise 20 bis 40 mg scheiden Zystinsteinbildner pro Tag 1 bis 2 g Zystin aus. Da sich diese vermehrte Zystinausscheidung als eigentliche Ursache der Steinbildung aber therapeutisch nicht beeinflussen läßt, müssen während des gesamten Lebens konsequent bestimmte »Gegenmaßnahmen« durchgeführt werden, um eine erneute Zystinsteinbildung zu verhüten. Diese sind eine konstant hohe Verdünnung des Urins, d.h., es muß ständig so viel getrunken werden, daß das spezifische Harngewicht nie höher als auf 1010 ansteigt, und – da Zystin im alkalischen Milieu besser löslich ist – eine Alkalisierung des Urins, am besten mit Hilfe einer vegetarischen Kost und eventuell noch zusätzlich mit Uralyt-U.

Nützt man alle bekannten Möglichkeiten zur Verhütung eines Steinrezidivs, dann läßt sich das Risiko, erneut einen Harnstein zu bekommen, tatsächlich auf unter 5% senken (Bonner Modellprogramm). Es lohnt sich also, dafür etwas zu tun! Schließlich gehört es ja auch zu den Hauptaufgaben der Urologen, den uralten Wunsch des

Menschen, einmal »steinreich« zu werden, in die richtigen Bahnen zu leiten!

Jeder Harnsteinträger sollte außer den verschiedenen medikamentösen Vorbeugungsmöglichkeiten auch die zahlreichen Empfehlungen für Harnsteinpatienten zur richtigen Ernährung und Flüssigkeitszufuhr kennen. Hilfreiche Bücher sind u.a. Hesse/Joost (1992): »Ratgeber für Harnsteinpatienten«, Hippokrates, Stuttgart; Schneider (1989): »Steinleiden ... Wenn Nierensteine Kummer machen«, Perimed, Erlangen; Schaefer (1990): »Patienten-Ratgeber Harnsteinleiden«, Biomo Naturmedizin, Siegburg.

Renale Hypertonie – durch Minderdurchblutung der Nieren ausgelöster Bluthochdruck

Menschen mit zu hohem Blutdruck leiden in 80 bis 90% der Fälle an einer sog. essentiellen Hypertonie, bei der die Ursache weitgehend unbekannt ist. Bei etwa 5% ist ein erhöhter Blutdruck Folge einer Minderdurchblutung einer oder beider Nieren. Dabei werden über das sog. Renin-Angiotensin-Aldosteron-System vermehrt gefäßverengende und somit blutdruckerhöhende Stoffe ins Blut abgegeben.

Ein solcher nierenbedingter Bluthochdruck, auch renale Hypertonie genannt, bei dem der diastolische, d.h. zweite Blutdruckwert meist um oder über 100 mmHg liegt, ist die häufigste Form des sog. sekundären Bluthochdrucks, dessen Ursache im Gegensatz zur essentiellen Hypertonie bekannt und deshalb auch meist korrigierbar ist.

So kann eine einseitige pyelonephritische Schrumpfniere bei Bluthochdruck operativ entfernt werden (Nephrektomie). Die chirurgische Behandlung eines durch narbige Veränderungen im Nierengewebe entstandenen (renoparenchymatösen) Bluthochdrucks, z. B. bei einem unfallbedingten narbig ausgeheilten Nierenriß, besteht je nach Größe und Lage dieser minderdurchbluteten Narben entweder in einer Nierenteilresektion oder Nephrektomie, wobei – wenn irgend möglich – einem organerhaltenden Verfahren der Vorzug zu geben ist.

Die Hochdruckhäufigkeit bei bösartigen Nierentumoren (Wilmstumor oder Nierenzellkarzinom) liegt bei 25 bis 30%, bei akuter oder chronischer Harnstauung infolge angeborener oder erworbener Harnabflußstörungen bei maximal 15%.

Eine röntgenologisch nachgewiesene und auch funktionell wirksame Nierenarterienstenose (Einengung eines von der Hauptschlagader zur Niere führenden arteriellen Blutgefäßes) bei Bluthochdruck (sog. renovaskuläre Hypertonie) kann heute schon ambulant in Lokalanästhesie durch einen in die Nierenarterie eingeführten und in der Gefäßverengung aufgeblasenen Ballon (perkutane transluminale Angioplastie, abgekürzt PTA) aufgedehnt werden. Eine PTA ist sowohl bei der durch sog. fibromuskuläre Hyperplasie bedingten Einengung der Gefäßstrombahn (gute Ergebnisse) als auch bei der arteriosklerotisch verursachten Stenose einer Nierenarterie (schlechte Ergebnisse) möglich und sollte in allen Fällen, in denen es technisch machbar erscheint, Vorrang haben vor der operativen Wiederherstellung einer verengten Gefäßbahn (Revaskularisation). Ein Mißerfolg der PTA – bei der durch Arteriosklerose bedingten Abgangsstenose einer Nierenarterie leider fast die Regel – schließt ein nachfolgendes operatives Verfahren nicht aus.

PTA

Nierenzellkarzinom

90% aller Geschwülste in der Niere sind Nierenzellkarzinome; diese machen etwa 1% aller bösartigen Tumoren aus. Pro Jahr und 100.000 Einwohner werden in Deutschland durchschnittlich 8 neue Fälle (bei 50jährigen 5, bei 70jährigen 22) diagnostiziert – und zwar mit steigender Tendenz, weil viele Internisten und inzwischen auch Urologen bei Vorsorgeuntersuchungen routinemäßig eine Oberbauch-Sonographie durchführen, bei der u.a. auch die äußere Form und Beschaffenheit der Nieren beurteilt wird.

Die meisten Nierenzellkarzinome entstehen im Alter zwischen 50 und 70 Jahren; Männer sind etwa doppelt so häufig betroffen wie Frauen. Die Zahl der betroffenen Raucher übersteigt bei weitem die der erkrankten Nichtraucher. Die genauen Entstehungsursachen für das Nierenzellkarzinom sind aber noch nicht bekannt.

Im Frühstadium verursacht Nierenkrebs selten Beschwerden, im fortgeschrittenen Stadium dagegen häufig Flankenschmerzen und »verrät« sich durch Blut im Urin.

Für die Diagnose eines Nierenzellkarzinoms (und ebenso Blasenkarzinoms) gilt deshalb der Leitspruch: Jede schmerzlose Makro- oder Mikrohämaturie (sichtbare Blutbeimengung oder nur mikroskopisch nachweisbare rote Blutkörperchen im Urin) ist so lange tumorverdächtig, bis das Gegenteil bewiesen ist!

Ist die Diagnose Nierenkrebs gesichert, sollten vor der operativer Entfernung computertomographisch erkennbare Tochtergeschwülste (Metastasen) möglichst ausgeschlossen sein. Röntgenaufnahmen der Lunge in zwei Ebenen und eine Ganzkörper-Knochen-Szintigraphie sind ebenfalls obligatorisch.

Ganzkörper-Knochen-Szintigraphie

Die radikale Nephrektomie erfolgt heutzutage vorzugsweise über einen Trans- oder Pararektalschnitt (quer durch den geraden Bauchmuskel oder parallel zu diesem) oder einen Rippenbogenrandschnitt. Nach Eröffnung des Bauchfells wird die tumorbefallene Niere zusammen mit der Nebenniere und den dazugehörigen Lymphknoten herausgenommen.

In einem noch frühen Tumorstadium überlebt etwa die Hälfte der operierten Patienten diesen Eingriff länger als 5 Jahre. Eine zusätzliche Hormon- oder Immunbehandlung (mit Interferon) scheint die 5-Jahres-Überlebensrate nicht wesentlich zu beeinflussen.

! Der Nierenkrebs gehört leider zu den wenigen bösartigen Tumoren, die gegen jegliche Chemotherapie resistent sind. Etwa die Hälfte der operierten Patienten muß später mit einem Lokalrezidiv oder mit Metastasen rechnen (80% innerhalb der ersten ein bis zwei Jahre nach der Operation). Spätmetastasen sind auch noch nach zehn Jahren möglich.

Eine sog. palliative Tumornephrektomie – die Entfernung der Tumorniere bei bereits metastasiertem Nierenkrebs – hat keinen Sinn und ist deshalb abzulehnen. Dagegen hat sich die konsequente chirurgische Entfernung einzelner Metastasen aus der Lunge als sinnvoll, d. h. lebensverlängernd erwiesen.

Da Nierenkarzinome dank Ultraschall heute schon häufiger im Frühstadium entdeckt werden, erfolgt an verschiedenen urologischen Zentren in ausgewählten Fällen, beispielsweise bei einem kleinen abgrenzbaren Tumor in einer Einzelniere oder bei einem Tumorbefall beider Nieren, eine organerhaltende Operation in Form einer Ausschälung (Enukleation) oder Resektion des tumortragenden Nierenanteils (Heminephrektomie).

Enukleation oder Heminephrektomie

So war z. B. an der Urologischen Universitätsklinik Homburg/Saar bei 14% der annähernd 2000 in jüngster Zeit wegen Nierenkrebs operierten Patienten noch ein organerhaltender Eingriff möglich. Ein Tumorrezidiv ist bisher in keinem einzigen Fall aufgetreten. Von den insgesamt 142 Patienten, bei denen die tumortragende Niere erhalten werden konnte, leben nach 16 Jahren noch 97%.

Scheint beispielsweise in einer Einzelniere mit zentral gelegenem Tumor dessen ausreichend exakte Entfernung nicht mehr möglich, kann das betroffene Organ für eine gewisse Zeit aus dem Körper entfernt und mit einer auf 4°C gekühlten Lösung durchströmt werden. In diesem Zustand der Unterkühlung (Hypothermie), wodurch der Sauerstoffbedarf des Gewebes auf ein Minimum reduziert ist, kann der Tumor dann ohne Zeitdruck aus der Niere herausgeschnitten und das verbliebene gesunde Gewebe wieder zusammengenäht werden (sog. extrakorporale Werkbankchirurgie). Die Blutgefäße einer solchen tumorfrei rekonstruierten Niere werden dann an einer anderen Körperstelle (meist in der Leistenbeuge) wieder an den Blutkreislauf angeschlossen (sog. Autotransplantation).

Insgesamt haben sich die Indikationen für eine organerhaltende Nierentumorchirurgie in den letzten 10 Jahren erweitert. Anerkannte Indikationen sind doppelseitige Nierentumoren, Nierentumoren bei Patienten mit funktioneller bzw. anatomischer Einzelniere sowie bei Patienten mit eingeschränkter Nierenfunktion, denen sonst nach Tumornephrektomie eine dialysepflichtige Niereninsuffizienz droht.

Nierenbeckenkarzinom

Tumoren des Nierenbeckens machen etwa 8% aller bösartigen Erkrankungen der Niere aus. Männer sind zwei bis dreimal häufiger betroffen als Frauen. Bei annähernd zwei Dritteln aller Nierenbeckentumoren ist Blut im Urin das erste Alarmsignal; 25 bis 35% der betroffenen Patienten klagen zusätzlich über Flankenschmerzen.

Bei Verdacht eines Tumors im Nierenbecken (Urothelkarzinom) ist die Ausscheidungsurographie die wichtigste Untersuchung. Bei etwa 70% dieser Tumoren ist dann ein Füllungsdefekt im Nierenbeckenkelchsystem der betroffenen Niere zu erkennen.

Harnblasenmanschette

Standardbehandlung des nicht metastasierten Nierenbeckenkarzinoms ist die operative Entfernung der entsprechenden Niere mit dem gesamten Harnleiter inkl. dessen Einmündung in die Blase (sog. Harnblasenmanschette). Solitäre Nierenbeckenkarzinome, die noch nicht in die Wand des Nierenbeckens eingebrochen und mikroskopisch gut differenziert sind, können durch eine lokale Tumorausschneidung oder Laserbehandlung oder eine Nierenteilresektion organerhaltend operiert werden.

Bei bösartigen Tumoren des Harnleiters im mittleren Drittel ist nach operativer Entfernung des tumortragenden Abschnitts gelegentlich noch eine End-zu-End-Anastomose bzw. Verbindung mit dem Harnleiter der anderen Seite möglich und im unteren Abschnitt zur Überbrückung des operativ entfernten Harnleiters eine Blasenlappenplastik.

Akute und chronische Niereninsuffizienz

Die Diagnose »akutes Nierenversagen« besagt, daß zuvor normal funktionierende Nieren ihre Funktion »wie aus heiterem Himmel« eingestellt haben, d.h. nur noch sehr wenig oder überhaupt keinen Urin mehr produzieren, weil in den Nierenkörperchen aus dem zirkulierenden Blut kein sog. Primärharn mehr abfiltriert wird. Die Serumkonzentrationen der sog. harnpflichtigen Substanzen und des Kreatinins steigen dann natürlich sehr schnell an (Kreatinin täglich um 2 mg/dl), es kommt zur Übersäuerung (Azidose) und Überwässerung des Körpers (Hirn- oder/und Lungenödem), d. h. zur Urämie (Harnvergiftung), die ohne Behandlung schnell zum Tode führt. Urämie

Ein akutes Nierenversagen kann verschiedene Ursachen haben:

- *Kreislaufschock* mit akutem Abfall des arteriellen Mitteldrucks auf Werte unter 60 mmHg und damit in den Nieren auf einen effektiven Filtrationsdruck um bzw. unter 40 mmHg, bei dem kein Primärharn mehr abfiltriert wird,
- *starke Blutverluste* durch äußere oder innere unfallbedingte Verletzungen (Milz-, Nieren- oder Leberriß, Ein- oder Abriß eines arteriellen Gefäßes),
- *Herzinfarkt,*
- *sehr starke Durchfälle* sowie
- *anhaltendes Erbrechen* (Natriummangel).
- *Toxische Schädigungen* der Nieren können ebenfalls zum akuten Nierenversagen führen, z. B. durch Blutvergiftung (Sepsis), bei der im Körper sog. Endotoxine freigesetzt werden, oder durch Vergiftung mit Quecksilber, Arsen oder Knollenblätterpilz, durch Entzündung der Bauchspeicheldrüse, verschiedene Leber- und Gallenwegerkrankungen oder durch Arzneimittel wie z. B. Streptomycin oder Aminoglykoside, die bei eingeschränkter Nierenfunktion ohne entsprechende Dosisreduktion häufig toxisch wirken.

Die Prognose bezüglich einer Erholung der Nierenfunktion ist bei rechtzeitig eingeleiteten Gegenmaßnahmen insgesamt gut. So lange auch nur die geringste Hoffnung besteht, daß die Funktion der Nieren sich wieder erholt – die Erholungsphase kann bis zu einem halben Jahr dauern –, sollte das ständig mit harnpflichtigen Substanzen überladene Blut dreimal wöchentlich durch eine künstliche Niere gereinigt werden.

Mit dieser Einstellung konnte die Sterblichkeitsrate beim akuten Nierenversagen in den letzten Jahren immerhin von 90% auf 60% gesenkt werden.

Die meisten, entweder direkt durch Entzündungen des Nierengewebes (Glomerulonephritis bzw. Pyelonephritis) oder indirekt durch Erkrankungen der Blutgefäße (Arteriosklerose), Stoffwechselanomalien (vor allem Diabetes) oder Harnabflußstörungen (z. B. infolge angeborener Fehlbildungen der harnableitenden Organe, deren Verstopfung durch Steine oder Blutkoagel oder deren Kompression von außen durch einen Tumor oder eine gutartige Prostatavergrößerung) entstandenen und länger anhaltenden Nierenerkrankungen bzw. Nierenstauungen können infolge der hierdurch bedingten Zerstörung von zuvor funktionstüchtigem Nierengewebe früher oder später zum Nierenversagen führen. Dann werden alle normalerweise über die Nieren auszuscheidenden Stoffwechselendprodukte im Organismus angereichert. Besonders eine übermäßige Anhäufung von Kalium im Blut (Hyperkaliämie) kann zu lebensbedrohlichen Störungen im Reizleitungssystem des Herzens führen.

Hyperkaliämie

Bereits bei geringen Einschränkungen der Nierenfunktion entsteht eine sog. renale Anämie (Blutarmut), die mit zunehmender Niereninsuffizienz bedrohliche Ausmaße annimmt, jedoch mit rekombinantem humanem Erythropoetin (rh EPO), einem gentechnologisch hergestellten körpereigenen Hormon zur Anregung der Neubildung von roten Blutkörperchen (Erythrozyten), ausreichend zu behandeln ist.

rh EPO ist ein gut verträgliches und wirksames, jedoch sehr teures Präparat, das die Anzahl der ansonsten notwendigen Bluttransfusionen wesentlich verringert.

Bei Leistungssportlern wird es häufig eingesetzt, weil es durch Vermehrung der roten Blutkörperchen, der sog. Sauerstoffträger im Blut, deren Ausdauerleistungsfähigkeit erhöht. Aufgrund dieser Eigenschaft zählt rh EPO zu den im Wettkampf nicht erlaubten Dopingmitteln.

Azotämie

Die Anhäufung stickstoffhaltiger Schlackenstoffe im Blut (Azotämie) schädigt natürlich auch die übrigen Organe, vor allem das Herz-Kreislauf-System, wobei gewebliche Veränderungen in den einzelnen Organen gewöhnlich früher einsetzen als die hierdurch hervorgerufenen Beschwerden (Müdigkeit, Appetitlosigkeit, gelegentlich Übelkeit und das Gefühl allgemeiner Leistungsschwäche).

Die wirksamsten konservativen Maßnahmen bei chronischer Niereninsuffizienz sind vermehrte Flüssigkeitszufuhr (bis 3 l täglich) und eiweißarme Kost. Eiweißreich sind alle Sorten von Fleisch sowie der Fleischanteil der Wurst, ebenso Fisch, Milch und Milchprodukte wie Joghurt, Käse, Quark – kurz, alle Nahrungsmittel, die vom Tier stammen (ausgenommen Butter oder Schmalz).

Auf diese Nahrungsmittel sollen und können Menschen mit chronischer Niereninsuffizienz natürlich nicht vollständig verzichten, sollten sie aber nur in sehr bescheidenen Mengen verzehren.

Die Ernährungsempfehlungen von D. Höffler sind hierzu eine gute Hilfe, zumal sie keine allzu große Einschränkung der Lebensqualität bedeuten:

- Frühstück: Brot oder Brötchen mit Butter oder Margarine und Marmelade; kein Käse, kein Ei, keine Wurst, kein Joghurt, keine Milch (außer in den Kaffee).
- Mittagessen: Eine sehr bescheidene Fleischportion, z. B. ein Drittel eines normalen Koteletts, einer Bratwurst oder einer Frikadelle. Als Beilage sind Nahrungsmittel erlaubt, die kein oder nur wenig Eiweiß enthalten, also Kartoffeln, Reis, Nudeln oder Brot.
- Abendessen: Nur eine mit Wurst oder Käse belegte Brotschnitte. Alle weiteren Schnitten mit Butter, Schmalz oder Margarine und zusätzlich vielleicht noch Tomaten, Rettich, Radieschen, Gurken oder Schnittlauch. Auch Marmelade oder Honig sind erlaubt. Für Obst und Gemüse bestehen keinerlei Beschränkungen.

! Derzeit befinden sich in Deutschland rund 40.000 Menschen im Endstadium einer chronischen Niereninsuffizienz und benötigen eine Behandlung mit der künstlichen Niere. Diese Zahl wird infolge der zunehmenden Überalterung der Bevölkerung in den nächsten Jahren noch erheblich ansteigen, wobei die häufigsten Ursachen einer Dialysepflichtigkeit Diabetes mellitus, Bluthochdruck und chronische Glomerulonephritis (Nierenentzündung, die vorwiegend die Glomerula, also die Nierenkörperchen, betrifft) sind.

Die künstliche Niere

Während einer Hämodialyse wird das giftbeladene Blut des Urämikers von dem durch eine semipermeable (nur für bestimmte Stoffe durchlässige) Membran getrennten Dialysat, d.h. der Waschlösung, mehrfach umströmt und dabei gereinigt. Die auf der Blutseite der Membran vermehrten Giftstoffe bzw. harnpflichtigen Substanzen treten aus der Flüssigkeit höherer Konzentration (Blut) in die Flüssigkeit niedrigerer Konzentration (Waschlösung) über, wobei die Intensität dieses Austausches in der künstlichen Niere vom jeweiligen Konzentrationsgefälle der auf beiden Seiten der Membran vorhandenen Substanzen abhängt. Ist beispielsweise die Kaliumkonzentration im Blut auf 6 mmol/l angestiegen (bei einer Kaliumkonzentration von über 7 mmol/l droht bereits Herzstillstand!), darf das Dialysat nur 2 mmol/l enthalten.

innere Dialyse

Da die Nachlieferung von giftigen Stoffwechselendprodukten aus den Körperzellen ins Blut (sog. innere Dialyse) jedoch längere Zeit beansprucht, muß das Blut eines in der Urämie befindlichen Patienten mehrfach durch die künstliche Niere strömen, bis es laborchemisch befriedigend entgiftet ist. Durch Überdruck auf der Blut- und entsprechenden Unterdruck auf der Dialysatseite kann dem Blut zusätzlich Flüssigkeit entzogen werden. Letzteres betrifft auch Hormone und Vitamine. Größere Elektrolytverluste des Körpers lassen sich durch eine jeweils individuell angepaßte Zusammensetzung der Waschlösung vermeiden.

Hämodialyse

Zur Hämodialyse müssen die Patienten, falls die Blutwäsche nicht zu Hause möglich ist, dreimal pro Woche in eine entsprechende Klinik oder ein Dialysezentrum fahren bzw. dorthin gebracht werden.

Voraussetzung für die Hämodialyse ist ein vorübergehend angelegter Gefäßzugang oder eine in der Regel am Unterarm operativ angelegte Verbindung zwischen einer Arterie und einer Vene. Eine solche arterio-venöse oder sog. a.v. Fistel (englisch Shunt = Kurzschluß) muß von ihrem Träger regelmäßig auf Durchgängigkeit (»Schwirren« beim Abtasten, »Rauschen« beim Abhören) und lokale Veränderungen (Hautrötung, Verhärtung, Bluterguß, Schmerzen) überprüft werden.

Ein Gefäß-Shunt ist sicher weniger belastend als ein im Bauchraum fixierter Katheter zur Peritonealdialyse, der überdies genauso verstopfen kann wie jeder Gefäß-Shunt und zusätzlich noch öfters seine Lage verändert.

Peritonealdialyse

Bei der Peritonealdialyse (Bauchfelldialyse) wird eine nach Menge und Zusammensetzung vorgegebene und vorgewärmte Spüllösung über eine im Bauchraum plazierte Kunststoffsonde (Tenckhoff-Katheter) in die Bauchhöhle eingebracht und nach einer bestimmten Zeit wieder abgelassen. Das Bauchfell gewährleistet in seiner Funktion als halbdurchlässige Membran einen sowohl laborchemisch als auch subjektiv ausreichenden Austausch aller im Körper angesammelten Urämiegifte. Ein solches Verfahren eignet sich jedoch nicht für jeden Dialysepatienten und findet deshalb – zumindest in Deutschland – auch nur eine relativ geringe Akzeptanz (etwa 10%). Hauptkomplikation bei der Peritonealdialyse ist eine hierdurch ausgelöste rezidivierende Bauchfellentzündung (Peritonitis), die dann in bis zu 30% der Fälle eine Umstellung auf Hämodialyse erforderlich macht.

Eine Peritonealdialyse ist möglich

- als *kontinuierliche ambulante Peritonealdial,* weltweit die einfachste und auch wichtigste Form der Heimdialyse, bei der ein Partner oder der betreffende Patient selbst die Spüllösung täglich mehrfach wechselt,
- als *intermittierende Peritonealdialyse,* die mit Unterbrechungen dreimal wöchentlich in einem Dialysezentrum durchgeführt wird, oder
- als *kontinuierliche zyklische Peritonealdialyse,* bei der sich der Betreffende zu Hause abends an den Dialyseapparat an- und morgens wieder abkoppelt und dadurch tagsüber ohne Belastung sogar seiner Arbeit nachgehen kann.

Essen und trinken können Dialysepatienten eigentlich alles, aber eben bewußt, d.h. kontrolliert, alles in Maßen! Auf Lebensmittel mit besonders hohem Kaliumgehalt wie z.B. Trockenfrüchte (Aprikosen, Pfirsiche, Steinpilze etc.), Nüsse, Obst- und Gemüsesäfte sowie bestimmte Obst- und Gemüsesorten (z.B. Avocado, Bananen, Brokkoli, weiße Bohnen, Linsen etc.) sollte sicherheitshalber ganz verzichtet werden.

Die Motivation zur dosierten Flüssigkeitszufuhr (»Kampf gegen das Wasser«) gehört zu den schwierigsten Problemen des Dialysealltags. Da die Wasserverluste über die Haut, die Atmung sowie den Stuhlgang und andererseits die Flüssigkeit in den Nahrungsmitteln nur schwer kalkulierbar sind, in ihrer Größe von vielen Faktoren abhängen und auch die Resturinausscheidung unterschiedlich verläuft, lassen sich keine verbindlichen Regeln hinsichtlich der Flüssigkeitszufuhr aufstellen.

Als grobe Orientierungshilfe gilt: Trinkmenge in ml/24 Std. = Urinmenge in ml/24 Std + 800 ml. Die tägliche Gewichtszunahme (durch Wassereinlagerung) sollte jedenfalls 500 bis maximal 1000 g möglichst nicht überschreiten.

Vor- und Nachteile der Heim- bzw. Zentrumsdialyse

Steht einem Familienangehörigen oder jemandem aus dem Freundes- oder Bekanntenkreis in naher Zukunft eine Behandlung mit der künstlichen Niere bevor, sollten Vor- und Nachteile einer Heim- bzw. Zentrumsdialyse bekannt sein.

- Vorteile der Heimdialyse: Sie benötigen keine Anfahrt, bleiben in ihren gewohnten vier Wänden, verfügen über eine eigene Maschine, mit der nur Sie behandelt werden (Vorteil in hygienischer Hinsicht), können bestimmen, wann die in der Regel 4 bis 5 Stunden dauernde Dialyse erfolgen soll, und die Behandlung je nach Fernsehprogramm und persönlichen Interessen in den späten Nachmittag oder frühen Abend verlegen und sich während der Dialyse unterhalten, telefonieren, lesen, Besuche empfangen etc. Außerdem liegt es in Ihrer Entscheidung, den Dialyserhythmus zu ändern.
- Nachteile der Heimdialyse: Es erfordert Mühe und Zeit, diese Methode zu erlernen. Sie brauchen einen verläßlichen Partner – dies wird in aller Regel der Lebenspartner sein –, der während der Dialyse dabei ist und deshalb die dafür notwendigen Handgriffe erlernen muß. Das Punktieren der Blutgefäße, das dem Laien zunächst am schwierigsten erscheint, wird am Modell erlernt und kostet im »Ernstfall« anfangs einige Überwindung. Doch deshalb mußte noch nie eine Heimdialysebehandlung aufgegeben werden.
- Vorteile der Zentrumsdialyse: Sie benötigen keine Vorkenntnisse, der Lebensgefährte wird nicht belastet, und in der Wohnung sind keine Veränderungen erforderlich.
- Nachteile der Zentrumsdialyse: Sie sind auf fremde Hilfe angewiesen, müssen den jeweiligen Termin vorher mit dem Zentrum absprechen, sich zur Dialyse hin- und wieder zurückfahren lassen und bei weiteren Entfernungen auch längere Anfahrtszeiten in Kauf nehmen. Und Sie sind immer mit fremden Menschen in fremder Umgebung zusammen.

Nierentransplantation

Einzige Alternative zur künstlichen Niere ist die Transplantation einer gesunden Niere. Hinsichtlich Lebensqualität und Behandlungskosten ist dies sicher die bessere Lösung. Seit der ersten Nierentransplantation im Jahre 1954 wurden weltweit bereits mehr als 300.000 Nieren verpflanzt. Die Zahl funkionstüchtiger Nierentransplantate liegt nach einem Jahr bei über 85%, nach 5 Jahren bei über 70% und nach 10 Jahren immerhin noch bei 65%.

Für einen erfolgreich transplantierten Patienten entfällt nicht nur das pro Woche dreimalige »Muß zur Dialyse« und damit das psychisch doch sehr belastende Abhängigkeitsgefühl von der Maschine. Mit einem funktionstüchtigen Nierentransplantat sind Sie medizinisch, psychisch, sozial und meistens sogar beruflich wieder weitgehend rehabilitiert.

Sogar bei Kindern mit terminaler Niereninsuffizienz ist eine Nierentransplantation heute bereits die Therapie der Wahl. Schließlich verbessert ein gut funktionierendes Nierentransplantat die Lebensqualität des kleinen Patienten weit mehr als jegliche Form der Dialyse und ermöglicht auch eine weitgehend normale körperliche und geistige Entwicklung.

! Um zu verhindern, daß der Körper eine transplantierte Niere als fremdes Organ wieder abstößt, müssen Transplantatempfänger lebenslang sog. immunsuppressive Medikamente wie Cyclosporin-A einnehmen. Weil hierdurch aber zugleich die körpereigenen Abwehrkräfte geschwächt werden, kommt es leichter zu banalen Infektionskrankheiten, die mitunter bedrohliche Ausmaße annehmen können, und tragischerweise erkranken Menschen nach einer Transplantation auch häufiger an Krebs.

Als Nierenspender kommen nahe Verwandte (Eltern, Geschwister, Ehegatten) in Betracht, aber auch andere Familienangehörige des potentiellen Organempfängers, ebenso unmittelbar Verstorbene bis zu einem Alter von etwa 65 Jahren, vor allem jedoch unfallverletzte Personen, die infolge eines irreversiblen Schädel-Hirn-Traumas für hirntot erklärt wurden. Die vom wissenschaftlichen Beirat der Bundesärztekammer für den Hirntod als notwendige Voraussetzung für die Entnahme von Organen festgelegten Kriterien lauten: Nicht mehr vorhandene Pupillenreflexe, fehlende Spontanatmung, das Ausbleiben elektroenzephalographischer Aktivitäten sowie röntgenologisch nicht mehr darstellbare Hirngefäße.

Kriterien für die Organentnahme

Das Alter sollte bei der Auswahl der Empfänger von Spendernieren inzwischen keine allzu große Rolle mehr spielen, denn nach neuesten Daten hält sich die 5-Jahres-Überlebenszeit bei transplantierten Personen unter und über 60 Jahren in etwa die Waage. Zwar haben Senioren eine kürzere Lebenserwartung, dafür kommt es bei ihnen aber deutlich seltener zu Abstoßungsreaktionen.

Um die Nieren Verstorbener unter immunologischen Kriterien weiterzuvermitteln, haben sich 1967 die Transplantationszentren der Beneluxstaaten, Österreichs und Deutschlands zur sog. Eurotransplant-Organisation zusammengeschlossen, die ihre zentrale Organverteilungsstelle in Leiden (Niederlande) hat und dort u.a. auch alle wichtigen klinischen Daten der zur Nierentransplantation vorgesehenen Kandidaten registriert. Steht beispielsweise in einem Krankenhaus oder Transplantationszentrum der Eurotransplantstaaten oder auch benachbarten Länder eine Spenderniere zur Verfügung, werden die klinischen und immunologischen Daten des jeweiligen Organspenders telefonisch an die Zentrale in Leiden übermittelt und dort aus mehreren tausend im Computer erfaßten Patienten ein geeigneter Empfänger ausgesucht. Diejenigen Zentren, die zur Transplantation anstehende Patienten gemeldet haben, werden dann benachrichtigt, und sobald der passende Kandidat ermittelt ist, wird die Spenderniere umgehend an dessen für die Transplantation vorbereitete Klinik weitergeleitet.

Eurotransplant

Deutschland, wo bisher mehr als 40% aller Nierentransplantationen von Urologen durchgeführt worden sind, ist im Verbund von Eurotransplant seit mehreren Jahren leider nur ein Importland, d. h. in Deutschland stehen zu wenig Spendernieren zur Verfügung. Die Zahl der erfolgten Nierentransplantationen (1991: 2255; 1993: 2164; 1996: 2016; 1997: 2249) ist erheblich niedriger als der tatsächliche Bedarf von jährlich annähernd 10000 Nieren.

Von den in Deutschland dialysepflichtigen Patienten befindet sich derzeit etwa ein Viertel auf Wartelisten für eine Nierentransplantation, für die sie eine durchschnittliche Wartezeit von drei Jahren in Kauf nehmen müssen.

Der Mangel an Spendernieren war bis jetzt in erster Linie auf die fortdauernde Diskussion über den Hirntod und die in Deutschland bislang fehlende rechtliche Basis für eine Organtransplantation zurückzuführen. Im Juni 1997 wurde im Bundestag endlich ein Gesetz verabschiedet, nach dem der Tod eines möglichen Organspenders nach Regeln, die dem Stand der Erkenntnisse der medizinischen Wissenschaft entsprechen, festzustellen ist. Praktisch bedeutet dies derzeit den Zeitpunkt des Hirntods, d. h. den endgültigen, nicht behebbaren Ausfall aller Hirnfunktionen, der von zwei qualifizierten Ärzten, die den möglichen Organspender unabhängig voneinander untersucht haben und an der eventuell folgenden Transplantation nicht beteiligt sein dürfen, festgestellt werden muß.

Hirntod

Eine Organentnahme ist dann zulässig, wenn der Verstorbene zu Lebzeiten eingewilligt hat oder, falls keine derartige Zustimmung vorliegt, die gesetzlich bestimmten Angehörigen nach dem mutmaßlichen Willen des Verstorbenen entscheiden. Diese erweiterte Zustimmungslösung geht allerdings nicht so weit wie die in mehreren Ländern praktizierte Widerspruchslösung, nach der dann explantiert werden darf, wenn sich der Verstorbene zu Lebzeiten nicht schriftlich gegen eine Organentnahme ausgesprochen hat.

Trotzdem geben beide Grundentscheidungen die Gewähr dafür, daß in Zukunft die Chancen der Transplantationsmedizin so weit wie möglich genutzt werden können.

Wichtig ist vor allem, daß die in Deutschland bisher nur geringe Bereitschaft zur Organspende möglichst umgehend verbessert wird. Deshalb wurde Mitte 1998 vom Bundesgesundheitsministerium und der Deutschen Stiftung Organtransplantation ein neuer Organspendeausweis bzw. eine Erklärung zur Organspende eingeführt, worin festzuhalten ist, ob Organe und Gewebe des Betroffenen im Ernstfall uneingeschränkt für eine Spende zur Verfügung stehen oder nicht. Ein solches Dokument, das vornehmlich über Arztpraxen und Apotheken verteilt werden soll, aber auch an Kinokassen erhältlich sein wird, sollte in Zukunft eigentlich jeder zur Organspende entschlossene deutsche Staatsbürger bei sich tragen!

»Man kann der Spende von Organen und Geweben uneingeschränkt zustimmen oder bestimmte Organe und Gewebe von der Spende ausschließen. Der Ausweis kann – auch in hohen Auflagen – unentgeltlich bestellt werden bei der Bundeszentrale für gesundheitliche Aufklärung, 51101 Köln.«
(Deutsches Ärzteblatt 95, H. 34/35, 24. August 1998)

Teil III: Blase

Anatomie und Physiologie von Harnblase und Harnröhre

Die Harnblase ist ein von Schleimhaut ausgekleidetes Hohlorgan aus glatter Muskulatur, das im kleinen Becken hinter den Schambeinen frei verschieblich direkt der Bauchwand anliegt. Bei der Frau befindet sich zwischen Blasenhinterwand und Enddarm die Gebärmutter und unmittelbar unter dem Blasenboden die Scheide. Beim Mann grenzen hinten an den Blasenboden die Vorsteherdrüse (Prostata) und die Samenblasen und an die Blasenhinterwand der Enddarm.

Die Harnblase verschmälert sich in ihrem unteren Teil trichterförmig zum Blasenhals, der dann in die Harnröhre übergeht. Letztere ist bei der Frau nur etwa 3,5 cm kurz und mündet im Scheidenvorhof zwischen den kleinen Schamlippen, ist somit etwa gleich lang wie der Anfangsteil der insgesamt 25 bis 40 cm langen männlichen Harnröhre, der pars prostatica urethrae, die von der Vorsteherdrüse ringförmig eingerahmt wird. Wo beide Samenleiter über den Samenhügel in die hintere Harnröhre einmünden, befindet sich die sog. Kreuzungsstelle, von der ab die Harnröhre das gemeinsame Ausflußrohr für die Samenflüssigkeit und den Urin darstellt. Der kurze an die prostatische Harnröhre anschließende Teil wird als membranöse Harnröhre und der unterste Abschnitt, der im schwammartigen Schwellkörper des männlichen Glieds bis zur Spitze der Eichel verläuft, als spongiöse Harnröhre bezeichnet.

Pars prostatica urethrae

Die Harnblase, die mit ihrem Verschlußmechanismus, dem Sphinkter, eine funktionelle Einheit bildet, hat zwei Aufgaben zu erfüllen: die vorübergehende Harnspeicherung und anschließende Harnentleerung.

Während der Füllphase ist der Blasenmuskel (Detrusor) entspannt und der Blasenauslaß durch den sog. Verschlußdruck der hinteren Harnröhre verschlossen. Dieser Verschlußdruck setzt sich aus folgenden Komponenten zusammen: der Spannung (Tonus) der vom vegetativen Nervensystem gesteuerten glatten Muskulatur in der Wand der hinteren Harnröhre, dem Druck der unter der Schleimhaut verlaufenden Venen und der um die Harnröhre angeordneten quergestreiften Muskulatur des Schließmuskels, die willkürlich gesteuert wird. Harndranggefühl setzt normalerweise ein, wenn die Blase mit etwa 300 bis

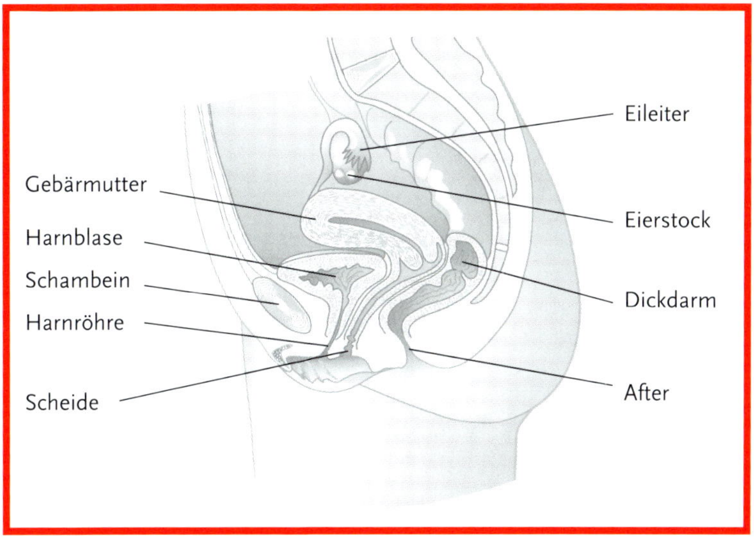

Abb. 15
Weibliches Becken

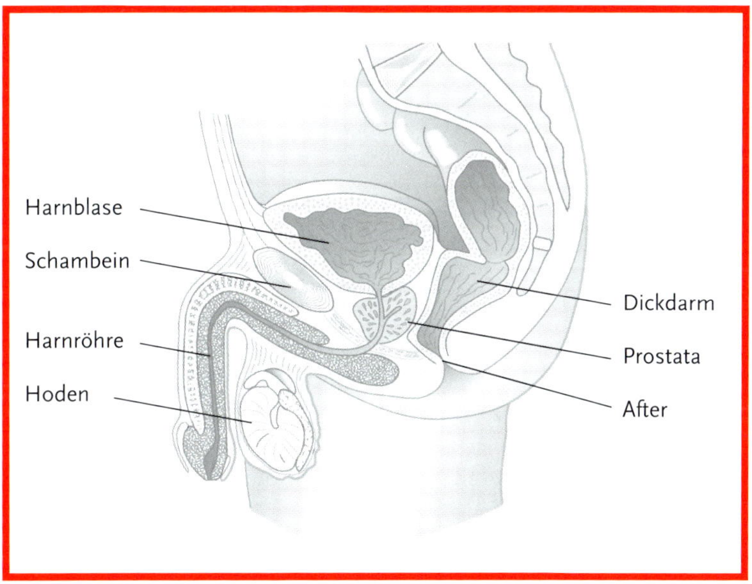

Abb. 16
Männliches Becken

350 ml gefüllt ist und somit ihre Kapazität (Fassungsvolumen) erreicht hat. Das Signal der gefüllten Blase wird dann über Nerven, die sog. Dehnungsrezeptoren, der Schaltzentrale im Rückenmark gemeldet und von dort ins Gehirn weitergeleitet, das zu entscheiden hat, ob dem Drängen der Harnblase nachgegeben oder mit der Harnentleerung noch gewartet werden soll.

Dehnungsrezeptoren

Im letzteren Fall wird der Kommandozentrale im Rückenmark mitgeteilt, die Blase möge sich noch »gedulden« und der Beckenboden »dichthalten«.

Erhält der Harndrang »grünes Licht«, erschlafft der Schließmuskel, damit der Verschlußdruck in der hinteren Harnröhre, und der Blasenmuskel zieht sich zusammen. Ein solches funktionelles Zusammenspiel zwischen glatter Blasen- und quergestreifter Beckenbodenmuskulatur ist allerdings nur dann ungestört gewährleistet, wenn alle muskulären Strukturen und die sie steuernden Nerven intakt sind.

Das Fassungsvermögen der gesunden Blase ist je nach Alter und Geschlecht unterschiedlich, das der weiblichen Harnblase mit etwa 400 ml im Durchschnitt etwas größer als das der männlichen. Im Extremfall, z. B. bei einer sog. Überlaufblase, wenn die Harnröhre vollständig verschlossen ist, können bis zu 3 l Urin in der Blase sein, andererseits in einer Schrumpfblase als Folge chronischer Entzündungen oder einer nicht sachgemäß durchgeführten Strahlenbehandlung nur noch wenige Milliliter Urin.

Blasenentzündung (Zystitis)

Kolibakterien

Eine aktue Zystitis wird hauptsächlich durch Kolibakterien, aber auch durch Enterokokken, Viren, Trichomonaden oder Pilze verursacht – Keime, die vom After oder von der Scheide durch die Harnröhre in die Blase hochwandern und dort einen Entzündungsreiz auslösen. Davon betroffen sind in erster Linie Frauen infolge ihrer kurzen Harnröhre.

Auch längere Zeit anhaltende Unterkühlung, z. B. durch Sitzen auf kalter Unterlage oder in Zugluft, durch die in Flugzeugen, Sitzungsräumen, Hotelzimmern und jetzt auch im Auto nicht mehr wegzudenkende Klimaanlage oder durch zu langes Tragen feuchter Badeanzüge, führt häufig zu einer Blasenentzündung, weil die durch Einwirkung von Kälte verringerte Durchblutung des Körpers die Abwehrkräfte des Immunsystems schwächt und dadurch die Voraussetzung schafft, daß die in Scheide und Harnröhre angesiedelten Keime »zum Angriff übergehen«.

Die nicht selten beim Geschlechtsverkehr aus der Harnröhre in die Blase »hochmassierten« Keime werden in der Regel durch die körpereigenen Abwehrmechanismen – die sog. Immunabwehr – angegriffen und wieder vernichtet. Liegt jedoch, aus welchen Gründen auch immer, eine Immunschwäche vor, derzufolge nicht genügend weiße Blutzellen (Lymphozyten) »an die Front« geschickt werden können, bewirken die nicht attackierten Keime eine Entzündung der Blasenschleimhaut (Zystitis). Deshalb erkranken junge Frauen in Zeiten höherer sexueller Aktivität öfter an Blasenentzündungen (»Honeymoon-Zystitis«) als sonst.

Honeymoon-Zystitis

Häufiger Harndrang, ein unangenehmes Brennen während und vor allem am Ende des Wasserlassens sowie ein dumpfes Druckgefühl im Unterleib mit gelegentlich ziehenden Schmerzen sind die typischen Beschwerden bei einer Zystitis.

Ohne Erhöhung der Körpertemperatur handelt es sich meist nur um eine einfache, unkomplizierte Blasenentzündung, von der jüngere Frauen eher betroffen sind als junge Männer. Bei Fieber sind immer die Nieren mitbeteiligt.

In besonders schweren Fällen kann sogar ein sog. imperativer Harndrang bzw. eine Dranginkontinenz auftreten, bei der die Zeitspanne zwischen dem Beginn des Harndranggefühls und der dann unwillkürlich einsetzenden, meist schmerzhaften Blasenentleerung nur sehr kurz oder gelegentlich sogar zu kurz ist, um das »rettende Ufer«, sprich die Toilette, noch erreichen zu können. In der Regel entleert sich dann nur wenig, oft übelriechender Urin, der bei Vorhandensein roter Blutkörperchen zusätzlich noch rot verfärbt ist (hämorrhagische Zystitis).

Auch chemische Reizstoffe (Zytostatika), die bei gegebenem Anlaß zur Abtötung von Tumorzellen in die Blase eingeträufelt werden, vor allem Cyclophosphamid (Endoxan), können eine hämorrhagische

Tab. 3

Symptomatische Behandlung zystitischer Beschwerden (Auswahl an spasmolytisch wirksamen Medikamenten mit durchschnittlicher Dosierung)

		Dragees/ Tabletten
Flavoxat (200 mg)	(Spasuret®)	3–4 x 1
Trospiumchlorid (20 mg)	Spasmo-lyt®, Spasmex® 15)	2 x 1
Trospiumchlorid (2 mg) + Extr. Fruct. Sabal. (25 mg)	(Spasmo-Urgenin® N)	3 x 2
Butylscopolamin (10 mg)	(Buscopan®)	3 x 1–2
Oxybutynin (5 mg)	(Dridase®)	2–3 x 1
Imipramin (10 mg)	(Tofranil mite®)	3 x 1–2

Zystitis hervorrufen, weil sie eben auch die gesunde Schleimhaut angreifen. In solchen Fällen helfen dann vor allem spasmolytisch wirkende, also krampflösende Medikamente (siehe Tabelle 3, S. 73) und reichliches Trinken, um den Harn ausreichend zu verdünnen.

Besteht eine sog. schmerzlose Hämaturie, d.h. eine bereits mit bloßem Auge (Makrohämaturie) oder nur mikroskopisch (Mikrohämaturie) erkennbare Blutbeimengung im Urin ohne gleichzeitige Schmerzen beim Wasserlassen, ist dies fast immer ein »Wink mit dem Zaunpfahl«, daß sich in den Nieren oder harnableitenden Organen (Harnleiter, Blase, seltener Harnröhre) ein meist bösartiger Tumor befindet.

Dann gilt als ungeschriebenes Gesetz, daß sofort alles unternommen werden muß, um einen solchen Tumorverdacht entweder zu bestätigen oder mit Sicherheit auszuschließen.

interstitielle Zystitis

Treten bei Frauen, vorwiegend im 3. bis 4. Lebensjahrzehnt, tagsüber und auch nachts über einen längeren Zeitraum immer wieder heftige Blasenbeschwerden auf, kann möglicherweise eine sog. interstitielle Zystitis dahinterstecken. Die Betroffenen klagen dann nicht nur beim Wasserlassen, sondern auch aus anderen Anlässen, etwa bei einer ärztlichen Untersuchung mit Abtasten des Bauchs gleichzeitig von oben und von der Scheide bzw. vom After aus oder sogar beim Geschlechtsverkehr über heftige Schmerzen in der Blase. Dabei müssen im Urin weder Bakterien noch weiße Blutkörperchen oder andere Zellen vorhanden sein. Beweisend für eine interstitielle Zystitis sind endoskopisch erkennbare, punktförmige Schleimhautblutungen in der in Narkose überdehnten Blasenwand.

Da bestimmte Unterleibserkrankungen bei Frauen zystitisähnliche Beschwerden vortäuschen können, andererseits z. B. Scheidenausfluß das Risiko einer Blasenentzündung erhöht, sollten Frauen mit Symptomen einer Zystitis auch gynäkologisch untersucht werden.

Chronisch rezidivierende Harnwegsinfektionen bei älteren Frauen nach Ausbleiben der Regelblutung (Postmenopause) sind häufig Folge eines Östrogenmangels, der zu einer Schrumpfung der Harnröhrenschleimhaut mit entsprechender Veränderung des Harnstrahls führt. Die Ergebnisse klinischer Studien, nach denen durch Östrogengaben die Häufigkeit rezidivierender unkomplizierter Harnwegsinfekte von 5,9 auf 0,5 pro Jahr gesenkt werden konnte, haben jedenfalls den eindeutigen Beweis erbracht, daß solchen Patientinnen mit einer Östrogenbehandlung oftmals geholfen werden kann.

Bei akuter Zystitis sind eine gezielte antibiotische Einmal-(»Single Shot«)- oder Kurzzeitbehandlung über drei Tage, möglichst konstante Wärme (am besten Bettruhe), leichte Kost und reichlich Flüssigkeit (täglich mindestens 2 bis 3 l Mineralwasser oder Blasen- bzw. Nierentee) die Therapie der Wahl.

Liegt keine bakteriologische Austestung vor, kommen als Medikamente entweder Amoxicillin oder Amoxypen, Cotrim, Bactrim, Eusaprim oder Ciprobay in Frage.

Kurzzeitbehandlung

Eine Kurzzeitbehandlung über drei Tage führt erfahrungsgemäß zu keiner vermehrten Resistenzbildung, hat vergleichsweise geringe Nebenwirkungen und erlaubt sogar gewisse diagnostische Rückschlüsse. Sind nämlich anschließend weder die subjektiven Beschwerden noch die objektiven Zeichen einer Zystitis (pathologischer Urinbefund) verschwunden, besteht eine sog. komplizierte Blasenentzündung, deren auslösende Ursache noch gefunden werden muß.

! Mittlerweile ist der Großteil aller hartnäckigen Blasenentzündungen bei Frauen auf den übermäßigen Gebrauch von Pflegeprodukten im Intimbereich zurückzuführen. Dies betrifft nicht nur Intimsprays, sondern auch Seifen, selbst wenn es sich dabei um als »mild« oder »pH-neutral« ausgewiesene Produkte handelt; denn die angebotenen Waschlösungen, Sprays und Reinigungstüchlein enthalten zusätzlich oft Substanzen, die Bakterien abtöten und dadurch die natürliche Keimbesiedlung im Genitalbereich dahingehend beeinflussen, daß sich krankmachende Mikroorganismen stark vermehren.

Außerdem haben verschiedene amerikanische Forschungsgruppen in den zurückliegenden 25 Jahren mehrfach nachgewiesen, daß potentiell krankmachende Bakterien wie Escherichia coli auf der Scheidenschleimhaut von Frauen mit rezidivierenden Harnwegsinfekten wesentlich länger verweilen als auf der von gesunden Frauen. Die insgesamt hohe Zystitis-Rückfallneigung bei Frauen (etwa jede fünfte hat mehr als 3 Rezidive pro Jahr) läßt sich nach Ausschluß aller bekannten Auslöser inzwischen durch eine medikamentöse Stimulation der lokalen Immunabwehr mit Uro-Vaxom um bis zu 70% senken.

Extin

Medikamente wie Extin, aber auch Johannisbeersaft oder Preiselbeeren säuern den Urin an und wirken dadurch wachstumshemmend auf sog. urologische Problemkeime wie Proteus, Providencia, Klebsiellen, E. coli, Enterokokken und Staphylokokken. Auch Bärentraubenblätter- oder Kapuzinerkressetee hat einen gewissen Hemmeffekt auf bestimmte Krankheitserreger.

Das Entscheidende zur Zystitisvorsorge kann jedoch jede Frau selbst beitragen, nämlich eine sorgfältige und vor allem die richtige Genitalhygiene: Die Wischrichtung beim Waschen der Genitalregion (nach jedem Stuhlgang) sollte immer von vorn nach hinten sein und niemals umgekehrt. Wichtig sind auch der tägliche Wechsel des Waschlappens und ein Extra-Handtuch für den Intimbereich.

Weitere wichtige Punkte sind:

- Kosmetikartikel wie Intimsprays sind nicht nur überflüssig, sondern schaden der Gesundheit der Frau, weil diese den Säureschutzmantel der Haut angreifen.
- Der Intimbereich sollte nicht übertrieben häufig mit Seife gewaschen werden, weil vor allem schärfere Seifen die Haut und die Schleimhäute im Genitalbereich schädigen und dadurch die Bakterienbesiedlung fördern. Am besten ist eine hautschonende Flüssigseife. Auch Badezusätze wie Schaumbäder, Badeöl oder ebenso Haarshampoo können die Harnröhre reizen.
- Statt Kunststoffunterwäsche sollte täglich frische Baumwollunterwäsche getragen werden.
- Bei Ausfluß aus der Scheide, der die Keimbesiedlung im Genitalbereich begünstigt, sollte stets ärztlicher Rat eingeholt werden.
- Zur Menstruationshygiene sollten möglichst Tampons verwendet werden. Binden oder Slipeinlagen bilden ein ideales (feuchtwarmes) Wachstumsmilieu für Bakterien, die sich dann vor der Harnröhrenöffnung anreichern.
- Eine zu starke Füllung der Harnblase führt zu einer verminderten Durchblutung der Blasenschleimhaut und dadurch zu einer Abwehrschwäche gegenüber Bakterien. Den Harn deshalb nicht zu lange anhalten! Die Blase sollte schon deshalb häufiger entleert werden, damit Keime in der Harnröhre (wie z. B. Chlamydien als Hauptursache für Entzündungen der Harnröhre und der Eileiter) schneller wieder ausgewaschen werden und gar nicht erst in die Blase gelangen können.
- Schützen Sie sich vor Unterkühlungen! Wechseln Sie immer sofort feuchte Badeanzüge oder andere feuchte Kleidungsstücke. Halten Sie sich möglichst nie in unmittelbarer Nähe einer eingeschalteten Klimaanlage auf. Legen Sie bei kalter Sitzfläche immer ein Kissen oder eine – für Tourenwanderer unentbehrliche – Silberpapierfolie unter, welche die eigene Körperwärme reflektiert. Gönnen Sie sich im Auto eine Sitzheizung. Achten Sie auf warme Füße.

- Damit die beim Geschlechtsverkehr aus der Harnröhre eventuell in die Blase »hochmassierten« Keime möglichst schnell wieder ausgespült werden, sollten Frauen nicht nur vor, sondern auch nach jedem Intimkontakt Wasser lassen sowie bei bekannter Zystitisanfälligkeit nach jedem Intimkontakt vorbeugend eine Tablette Trimono-RP einnehmen – gewissermaßen als »Pille danach«!

Bei Beachtung der genannten Vorsichtsmaßnahmen könnten wiederholte Blaseninfektionen in den meisten Fällen vermieden werden.

Diese Erläuterungen zur Entstehung einer Blasenentzündung erscheinen jedoch aus psychosomatischer Sicht noch ergänzungsbedürftig. Vor allem rezidivierende Harnröhren- und Blasenentzündungen gehen bei Frauen nämlich erfahrungsgemäß relativ häufig mit Konflikten im Beziehungsbereich (sog. Nähe-Distanz-Problematik) einher. Anläßlich einer 1984 in Berlin durchgeführten Pilotstudie stellten immerhin zwei Drittel der befragten Frauen mit Zystitissymptomen einen zeitlichen Zusammenhang zwischen dem Beginn ihrer urologischen Beschwerden und der plötzlichen Nähe zu einem Partner oder auch der Trennung von diesem fest.

Nähe-Distanz-Problematik

Die Reizblase bei der Frau

Typische Beschwerden einer Reizblase – im Volksmund auch schwache Blase genannt – sind ein tagsüber gehäuft und meist »gebieterisch« auftretender, bei kalter und feuchter Witterung gelegentlich auch ständig quälender Harndrang mit brennenden und stechenden Schmerzen in der Harnröhre nach jedem Wasserlassen. Doch auch eine entleerte Blase schafft dann in der Regel kaum Erleichterung; der quälende Harndrang bleibt.

Für diese Frauen ist es ein schwacher Trost, daß im Urin weder rote noch weiße Blutkörperchen oder Bakterien, höchstens Mykoplasmen, Chlamydien oder Hefepilze vorhanden sind. Und auch der Befund der Blasenspiegelung ist meist harmlos und bringt vielleicht nur ein Ödem der Blasenschleimhaut und stärker gefüllte und geschlängelte Gefäße zutage.

Eine Reizblase kann durch verschiedene innere oder äußere Ursachen ausgelöst werden. Zu letzteren zählen vor allem kalte

Nässe oder Unterkühlung – Störfaktoren, die bei vielen Sportarten, besonders beim Schwimmen, Surfen, Rad- und Motorradfahren, vorhanden sein können. Als innere Ursachen gelten eine Übererregbarkeit des vegetativen Nervensystems, psychische Belastungen, aber auch Genußmittel wie Zigaretten, Alkohol, Tee oder Kaffee.

Klaustrophobie

Wegen der individuell unterschiedlich ausgeprägten Empfindlichkeit jedes Menschen fällt auch die jeweilige Antwort des Körpers auf solche Reize bei jedem Menschen anders aus. In bestimmten Situationen, die klaustrophobische Ängste auslösen können (Klaustrophobie bedeutet krankhafte Angst vor einem Aufenthalt in geschlossenen Räumen), wie z. B. Warten vor einer besetzten Toilette, längere Busfahrten oder Sitzen in der Mitte einer Reihe im Kino, Theater oder Konzertsaal, überkommt manche Frauen häufig das dringende Bedürfnis, ihre Blase zu entleeren. Andere wiederum scheinen bezüglich ihrer Blasenentleerung einen gewissen Zeittakt zu besitzen und müssen, unabhängig vom Füllungsgrad der Blase, alle eineinhalb bis zwei Stunden die Toilette aufsuchen, so daß sich bei ihnen das Gefühl eingraviert: »Ich kann die Uhr nach meiner Blase stellen.« Zusätzlich leiden solche Frauen häufig an Migräne oder Verspannungen im Schulter-Nacken-Bereich.

! Eine Reizblasensymptomatik können aber auch Stoffwechselstörungen wie Diabetes mellitus (Zuckerkrankheit), Nervenerkrankungen wie multiple Sklerose, Allergien, Östrogenmangel oder die Folgen einer Strahlenbehandlung oder Chemotherapie im kleinen Becken auslösen.

Trospiumchlorid

Zur symptomatischen Behandlung eignen sich krampflösende Mittel wie Trospiumchlorid (Spasmo-Urgenin bzw. Spasmo-lyt) oder auch Kürbiskernöl (z. B. Cysto-Urgenin). Hierdurch »lernt« eine Reizblase wieder, sich zu entspannen und den Dehnungsreiz, der den Drang der Harnentleerung auslöst, erst bei einem stärkeren Füllungszustand der Blase an das Gehirn weiterzuleiten. Auch heiße Sitz- oder Moorbäder sowie lokale Ultraschall- oder Kurzwellenbestrahlungen können hilfreich sein.

Nicht selten verbirgt sich hinter einer Reizblase ein psychosomatisch bedingter Hintergrund. Die meist augenfällige Diskrepanz zwischen ausgeprägten subjektiven Symptomen und fehlenden objektivierbaren Befunden kann vielleicht durch tiefenpsychologische Erkenntnisse erhellt werden.

Für das Kleinkind bedeutet Wasserlassen, sich unbekümmert von zeitlichen und räumlichen Zwängen seiner Willkür zu überlassen, »sich zu verströmen« – Urform libidinöser Erfahrung. Die Tatsache, daß Säuglinge oder kleine Kinder bevorzugt die von ihnen geliebte Bezugsperson naß machen, ist daher als eine natürliche Ausdrucksform zu verstehen. Die Einschränkung dieser lustvollen Willkür durch Erziehung zur Sauberkeit stellt das natürliche Empfinden eines Kindes gewissermaßen auf den Kopf – zumal, wenn dabei Maßstäbe angelegt werden wie »gutes, also sauberes« oder »böses, d.h. nässendes Kind«.

Erogener Charakter

Andererseits hat die Schleimhaut der Harnröhre analog derjenigen des Mundes, der Scheide und des Darmausgangs auch erogenen Charakter. Selbstbefriedigungspraktiken an der Harnröhre sind deshalb keine Seltenheit.

Frauen, die unter einer psychosomatisch bedingten Reizblase leiden, sind häufig nervös, reagieren überempfindlich, haben ein labiles vegetatives Nervensystem und projizieren viele ihrer Probleme auf die Blase (ähnlich wie Männer auf die Prostata!). Ihr Sexualleben ist oft unbefriedigend; aus Angst, Scham oder Schuldgefühl lassen sie kein sexuelles Verlangen und Erleben zu und haben deshalb unter Umständen noch nie einen Orgasmus erlebt. Die sog. Anorgasmie ist dann meist weniger als Angst vor sexuellem Kontakt, sondern eher als Verlust der eigenen Hingabefähigkeit zu verstehen.

Während ein Orgasmus spannungslösend wirkt, sind bei Anorgasmie gewöhnlich gewisse Spannungssymptome im Bereich der Scheide und der Harnröhre vorhanden. Viele dieser Frauen können Enttäuschungen, Zorn, Wut oder die sich selbst auferlegte Abwehr im sexuellen Bereich dann nur in Form einer sog. Reizblase abreagieren.

Um diesen Patientinnen die Möglichkeit zu geben, ihre Konflikte zu erkennen und entsprechend zu verarbeiten, sind einfühlende psychotherapeutische Einzel- oder Gruppengespräche besonders wichtig und hilfreich. Auch autogenes Training hilft manchmal weiter.

Doch manche geben sich nicht mit einer angeblich ausschließlich psychischen Ursache ihrer Beschwerden zufrieden und bestehen auf einer zusätzlichen medikamentösen Behandlung. Hierfür eignen sich vor allem krampflösende Mittel wie Oxybutynin, Terodilin oder Trospiumchlorid; aber auch heiße Sitz- oder Moorbäder sowie lokale Ultraschall- oder Kurzwellenbestrahlungen wirken entspannend. Ist im Harnröhrenabstrich ein Östrogenmangel zu erkennen, sind auch Östrogene – lokal oder systemisch – angezeigt, zumal diese nicht nur den Gewebsdruck und die Durchblutung im Urogenitalbereich, sondern zugleich das allgemeine Wohlbefinden verbessern. Zusätzlich können sie eine Osteoporose verhindern, zumindest aber das Fortschreiten des Knochenabbaus positiv beeinflussen.

! Eine Behandlung mit Psychopharmaka erscheint problematisch, weil sich viele Frauen dann in ihrer Fahrtüchtigkeit beeinträchtigt und somit nicht mehr in der Lage fühlen, ihr Tagespensum zu bewältigen.

Kaltfußdysurie

Niedriger Blutdruck

Menschen mit niedrigem Blutdruck neigen zu kalten Füßen. Bei Männern kommt es dann häufig zu einer Kongestion der Prostata (Schwellung der Vorsteherdrüse), und Frauen leiden gelegentlich an rezidivierenden Blasenentzündungen. Diese Zusammenhänge sind zwar weder anatomisch noch physiologisch nachvollziehbar, aus dem »urologischen Alltag« – besonders bei naßkalter Witterung – aber nicht wegzuleugnen. In der Praxis ergibt sich dann fast immer das gleiche Frage-Antwort-Spiel: »Haben Sie kalte Füße?« »Ja!« »Was tun Sie dagegen?« »Nichts!«

Warum Menschen mit niedrigem Blutdruck häufiger über kalte Füße klagen als jene mit normalem Blutdruck, versuchte ich meinen Patienten meist mit Hilfe des Ohmschen Gesetzes zu erklären: P (Blutdruck) = I (Stromstärke des im Körper zirkulierenden Blutes) x W (peripherer Gefäßwiderstand). Demnach ist ein Anstieg des (zu niedrigen) Blutdrucks P bei unveränderter Stromstärke des im Körper zirkulierenden Blutes I nur durch eine Erhöhung des peripheren Gefäßwiderstands W zu erreichen, d.h., es kommt zu einer Verengung der kleinen arteriellen Gefäße (Kapillaren) in der Körperperipherie, was fast zwangsläufig zu häufiger kalten Füßen und Händen führt. Blutdrucksteigernde Medikamente bringen dann natürlich keine Abhilfe, im Gegenteil: Die Gefäße in der Körperperipherie, vor allem in den Füßen, würden sich noch mehr verengen, es käme erst recht zu kalten Füßen, und die lästigen Begleiterscheinungen von seiten der Blase (Zystitis) oder Prostata (Kongestion) blieben weiter bestehen.

Die einzig sinnvollen Behandlungsmaßnahmen bei sog. Kaltfußdysurie sind physikalische Anwendungen in Form von Fußwechselbädern (zweimal täglich 5 bis 10 Minuten die Füße abwechselnd in kaltes bzw. heißes Wasser stellen), Bürstenmassagen der Fußsohlen, des Fußrückens und der Unterschenkel sowie Fuß- oder Beinkreisen. Bleiben die Füße auch im Bett kalt, sollten nachts Baumwollsocken getragen werden.

Bei immer wiederkehrenden Blasenentzündungen oder chronischer Kongestion der Prostata empfehlen sich zur Verbesserung der Durchblutung im kleinen Becken heiße Sitzbäder mit Ichthyol-Zusatz, täglich ein- bis zweimal je 10 Minuten sowie abends vor dem Schlafengehen. Die tiefgreifendste und am längsten anhaltende Wärmewirkung haben Vollbäder mit Naturmoor, wie sie z. B. in Bad Aibling oder Bad Kohlgrub angeboten werden.

Auch Joggen wirkt allgemein durchblutungs- und nicht zuletzt stimmungsfördernd. Falls seitens des Arztes keine Einwände bestehen, sollte man sich langsam auf etwa 30 Minuten steigern und dann zwei- bis dreimal pro Woche laufen – am besten in freier Natur. Um sich nach dem Schwitzen nicht zu erkälten, sollte möglichst sofort geduscht werden, und zwar heiß/kalt, um damit auch den Kreislauf anzuregen.

Unfreiwilliger Harnabgang – Harninkontinenz

Harninkontinenz, d. h. ein willkürlicher, objektiv nachweisbarer Harnverlust, zählt infolge der gestiegenen Lebenserwartung in den Industrieländern der westlichen Welt heute zu den häufigsten Erkrankungen. Etwa 10% der 60jährigen, 20% der 70jährigen und rund 30% aller über 80jährigen sind davon betroffen.

In Deutschland leiden derzeit 3,7 Millionen Menschen, d.h. annähernd 5% der Bevölkerung – davon fast zwei Drittel Frauen, an einer behandlungs- bzw. versorgungsbedürftigen Harninkontinenz. Anders als ein Herzinfarkt gilt Inkontinenz im öffentlichen Bewußtsein weiterhin als nicht »gesellschaftsfähig« und ist somit eine verschwiegene Behinderung, ein verheimlichtes Leiden – nicht zuletzt, weil Harninkontinenz in der Gesellschaft häufig mit unrein und mangelhaft gepflegt gleichgesetzt wird. Aus Angst, man könnte nach Urin riechen und Freunde, Bekannte, Kollegen oder die Familie würden dies bemerken, zieht sich ein Großteil der Betroffenen nach und nach aus allen sozialen Aktivitäten zurück, kapselt sich von der Umwelt ab und leidet gewissermaßen im stillen Kämmerlein vor sich hin. Diese

Nicht »gesellschaftsfähig«

Menschen fühlen sich körperlich unattraktiv und geraten zunehmend in soziale Isolation. Rund 75% der Betroffenen werden im häuslichen Milieu versorgt, etwa 25% leben in Heimen.

Harninkontinenz als hygienisches und soziales Problem ist heute kein unabwendbares Schicksal mehr. Harninkontinenz ist vermeidbar, wenn die Ursachen rechtzeitig erkannt und richtig behandelt werden. Doch falsches Schamgefühl hält viele Menschen davon ab, sich einem Arzt anzuvertrauen. Andererseits bleibt diese Problematik aber auch deshalb dem Arzt häufig verborgen, weil er sie nicht von sich aus anspricht. Bei einer Befragung von über 60jährigen gaben annähernd zwei Drittel an, noch nie mit ihrem Arzt über dieses Thema geredet zu haben, weil sie niemals danach gefragt worden waren – sicher ein bedauerliches Ergebnis!

Leitsymptom

Harninkontinenz ist kein eigenständiges Krankheitsbild, sondern gewissermaßen Leitsymptom verschiedenster Erkrankungen bzw. funktioneller Störungen im Bereich des unteren Harntrakts einschließlich der nervösen Steuerungsmechanismen. Zu unterscheiden sind vor allem die Inkontinenzformen, die auf eine Schwächung des Schließmuskelsystems zurückzuführen sind (*passive* Harninkontinenz), und solche, die durch eine Überaktivität der Harnblasenmuskulatur (*aktive* Harninkontinenz) verursacht werden. Bei der passiven Harninkontinenz gelten operative Eingriffe am Blasenhals und an der Harnröhre als Therapie der Wahl, die aktive Harninkontinenz ist dagegen in erster Linie konservativ medikamentös, physikalisch oder psychosomatisch zu behandeln.

! Entwicklungsgeschichtlich ist die Aufrichtung zum zweibeinigen Gang eine erst relativ späte Errungenschaft des Menschen, die dessen ursprünglich zur vierbeinigen Fortbewegung angelegte Beckenbodenmuskulatur vor schwere Belastungsproben stellen kann. Dies gilt vor allem für Frauen, da bei ihnen die dreilagige Beckenbodenmuskulatur von Harnröhre, Darm und Scheide durchbrochen wird und dadurch vermehrt für Druckbelastungen anfällig ist.

Häufigste Ursachen (über 90%) eines willkürlichen Harnverlusts sind Streß- und/oder Dranginkontinenz, die in etwa 20% der Fälle auch gemeinsam vorkommen können. Verlieren Frauen während körperlicher Belastung Harn, ohne dabei Harndrang zu verspüren, ist die Diagnose Streßinkontinenz in 60 bis 70% dieser Fälle eindeutig, sollte aber trotzdem noch durch eine urodynamische Untersuchung abgesichert werden.

Bei älteren Menschen tritt eine Blasenfunktionsstörung oft erst nach Einnahme bestimmter Medikamente in Erscheinung. So können Diuretika, d.h. wassertreibende Arzneimittel, eine bereits bestehende Harninkontinenz verschlimmern, manchmal auch erst auslösen. Alphablocker senken den Blasenauslaßwiderstand und begünstigen dadurch einen unfreiwilligen Harnabgang. Starke Beruhigungsmittel schränken die Empfindung für Harndrang ein, und Medikamente gegen Asthma oder Psychopharmaka gegen Depressionen bewirken, daß sich die Blase beim Wasserlassen nicht vollständig entleert.

Belastungs- bzw. Streßinkontinenz

Häufigste Form der weiblichen Harninkontinenz ist die Belastungs- oder Streßinkontinenz. Eine Druckerhöhung im Bauchraum bei Belastung wie z. B. beim Heben von schweren Gegenständen, beim Pressen, Lachen, Husten oder Niesen oder auch beim Tennisaufschlag führt zu unwillkürlichem Urinverlust aus der Harnröhre, ohne daß sich dabei der Harnblasenmuskel aktiv zusammenzieht und Harndrang verspürt wird.

Schließmuskelschwäche

Schuld daran ist eine Schließmuskelschwäche, d. h. eine meist durch mehrfache Schwangerschaften und Entbindungen überdehnte und dadurch geschwächte Beckenbodenmuskulatur, die keinen ausreichenden Verschluß der Harnröhre mehr gewährleistet. Schließlich lastet schon während einer Schwangerschaft die Gebärmutter mit Plazenta, Fruchtwasser und dem Ungeborenen viele Wochen auf dem Beckenboden, bis schließlich die Geburtswehen den Embryo mit Wucht dagegen drücken. Preßt die Gebärende dann noch mit – oft ohne gelernt zu haben, der angespannten Beckenbodenmuskulatur eine Erholung zu gönnen –, sind Überdehnungen die logische Folge.

Zusätzliche Schwachpunkte im Schließmuskelmechanismus sind später dann die in den Wechseljahren durch Östrogenmangel bedingte Rückbildungstendenz der Harnröhrenschleimhaut (Epithel-Atrophie) und die zusätzlich verminderte Blutfüllung der venösen Polster um die Harnröhre.

Bei Männern ist eine Belastungs- bzw. Streßinkontinenz dagegen sehr selten, weil ihr Beckenboden geschlossen ist und die prostatische Harnröhre noch zusätzlich einen kräftigen Verschluß darstellt. Streßinkontinenz besteht – wenn überhaupt – nur nach operativen Eingriffen an der Prostata und dann lediglich für kurze Zeit, dabei allerdings häufig in Kombination mit einer motorischen Dranginkontinenz.

Das Ausmaß einer Streßinkontinenz läßt sich in drei Schweregrade unterteilen:

- Grad 1: Unfreiwilliger Harnverlust durch einen plötzlichen Druckanstieg im Bauchraum beim Husten, Niesen oder Lachen.
- Grad 2: Unfreiwilliger Harnverlust beim Aufstehen, Gehen, Treppensteigen oder Heben schwerer Gegenstände.
- Grad 3: Unfreiwilliger Harnverlust im Liegen.

Um festzustellen, wie hoch der Harnverlust ist, wird eine Vorlage eingelegt, die vor und nach einem bestimmten Testprogramm (100 Stufen auf- und absteigen, 10mal stark husten, eine Minute auf der Stelle laufen, 30 Sekunden mit geschlossenen Beinen auf der Stelle springen sowie 30 Sekunden mit abwechselnd gespreizten und geschlossenen Beinen springen) gewogen wird (sog. Pad-Test).

Dranginkontinenz

Besteht ein sog. imperativer, d. h. plötzlich einsetzender und nicht zu unterdrückender Harndrang, der eine unwillkürliche Blasenentleerung erzwingt, handelt es sich um eine Drang- oder Urge-Inkontinenz, an der in Deutschland schätzungsweise zwei Millionen, hauptsächlich ältere Menschen leiden.

Motorische Dranginkontinenz. Infolge nicht unterdrückbarer Kontraktionen des Blasenmuskels mit entsprechendem Druckanstieg in der Blase, der als Harndrang empfunden wird, kommt es zu unfreiwilligem Harnverlust.

> Eine solche sog. motorische Dranginkontinenz beruht auf einer Übererregbarkeit des Blasenmuskels, etwa durch erhöhte psychische Belastungen im Beruf oder in der Familie. Bei vielen Menschen, hauptsächlich Frauen, besteht jedoch auch ohne Verbindung mit äußeren Anlässen eine ständige Übererregbarkeit des Blasenmuskels (Detrusor-Hyperaktivität).

Prüfungsangst

Auch der Blasengesunde kennt das Gefühl eines intensiven Harndrangs trotz (fast) leerer Blase vor oder während extremer psychischer Belastungssituationen, wie z. B. bei Prüfungsangst. Dann führt die vermehrte Adrenalinausschüttung u. a. auch zu einer Anspannung des Blasenmuskels, wodurch sich wiederum die Blasenkapazität verringert. Dieses Phänomen kann bei sog. psychovegetativer Fehlsteuerung schon bei geringerer Belastung vorhanden sein und dann bei

Frauen die Symptome einer Reizblase und bei Männern die eines sog. Prostatismus hervorrufen, nämlich häufigen Harndrang, kleine Harnmengen und ziehende Beschwerden im Unterbauch.

Ähnliche Symptome finden sich auch, wenn die Funktion der Blase nicht mehr vom Großhirn kontrolliert werden kann, etwa bei einem Gehirntumor oder nach einem Schlaganfall, bei einer Hirn- oder inkompletten Rückenmarksverletzung oberhalb des sog. Miktionszentrums, bei multipler Sklerose oder bei der Alzheimer-Krankheit. Ältere Menschen leiden deshalb häufiger an einer Dranginkontinenz.

Begleitsymptom

Sensorische Dranginkontinenz. Sie tritt in erster Linie als Begleitsymptom entzündlicher oder bösartiger Erkrankungen des unteren Harntrakts auf, und zwar bei Frauen und Männern aller Altersstufen. Der Blasenmuskel befindet sich infolge einer Entzündung, eines Tumors, Blasensteins oder nach einer Operation bzw. Strahlenbehandlung (Strahlenzystitis) ständig in einem gewissen Reizzustand, kann sich schon bei geringstem Anlaß plötzlich zusammenziehen und dadurch einen nicht unterdrückbaren Harndrang auslösen, durch den sich die Blase augenblicklich entleert.

Behandlungsmöglichkeiten bei Streß- bzw. Belastungsinkontinenz

Vor Beginn einer Inkontinenzbehandlung sollten möglichst alle Faktoren unterbunden bzw. beseitigt werden, die eine Streßinkontinenz begünstigen, wie etwa schwere körperliche Arbeit, Übergewicht und starkes Rauchen (Husten bei chronischer Raucherbronchitis). Bei chronischer Verstopfung muß der Stuhlgang wieder in Gang gebracht werden, weil sonst zu starkes Pressen den Beckenboden zusätzlich belastet.

Bei Streßinkontinenz sind vor allem zwei Gebote zu befolgen: Es darf nicht geraucht werden und bei Übergewicht muß das Körpergewicht reduziert werden!

Physikalische Behandlungsmethoden – Beckenbodentraining

Beckenbodengymnastik, die möglichst stets unter Anleitung und Überwachung einer geschulten Physiotherapeutin erfolgen sollte, ist besonders bei jüngeren Frauen mit mäßig ausgeprägter Streßinkontinenz und nur geringer genitaler Senkung angezeigt, wenn beim Husten, Niesen, Laufen (Joggen), Treppensteigen oder Lachen unwillkürlich etwas Urin abgeht. (Lachen sollte trotzdem nicht unterdrückt werden – denn es ist gesund!) Ein konsequent über ein bis zwei Jahre durchgeführtes Training kann bei jüngeren Frauen mit entsprechender Motivation sogar fast die gleichen Erfolge erzielen wie eine Operation. Beckenbodentraining sollte aber auch jede Wöchnerin in den Wochen vor und nach einer Entbindung durchführen, weil es den durch den Geburtsvorgang überdehnten und geschwächten Schließmuskel und die übrigen Muskeln des Beckenbodens wieder kräftigt.

Zwei Verhaltensregeln sind dabei stets zu beachten:

- Der Bauch muß locker und entspannt bleiben. Es sollten nur die Muskeln um After, Scheide und Harnröhre sowie am Gesäß zusammengezogen werden.
- Die richtige Atemtechnik sollte mit dem Muskeltraining zusammen in einer Einheit geübt werden, indem man die Muskulatur um After, Scheide und Harnröhre zwei- bis dreimal fest anspannt, wieder lockerläßt und dabei auch jedesmal die Atmung bis in den Beckenboden »fließen« läßt.

Am leichtesten in Rückenlage

Am leichtesten läßt es sich in Rückenlage mit aufgestellten Beinen trainieren, man sollte dies aber auch während des üblichen Tagesablaufs – sei es beim Aufwachen oder Einschlafen im Bett, in der Badewanne oder bei der Hausarbeit – immer wieder üben. Die Luft beim Beckenbodentraining angestrengt anzuhalten, ist dem Erfolg jedenfalls eher abträglich.

Doch auch ältere Frauen können dank Beckenbodengymnastik und zusätzlicher Östrogengaben den altersbedingten Muskelabbau zumindest noch verlangsamen und dadurch gelegentlich sogar eine Operation umgehen. Diese Therapie bietet auch den Vorteil, daß inkontinente Frauen aktiv an der Besserung ihrer Symptome mitarbeiten können und dies dann auch subjektiv spüren. Eine ambulante Therapie ist allein schon deshalb vorzuziehen, weil 10 ambulante Krankengymnastikbehandlungen inzwischen wesentlich weniger kosten als ein einziger Behandlungstag in der Klinik!

! Diejenigen Frauen, die infolge einer Nervenschädigung ihren Beckenboden nicht mehr richtig zusammenziehen können, was wohl bei der Mehrzahl der Frauen mit Streßinkontinenz zutrifft, sind nicht mehr in der Lage, die entsprechenden Muskeln zu trainieren.

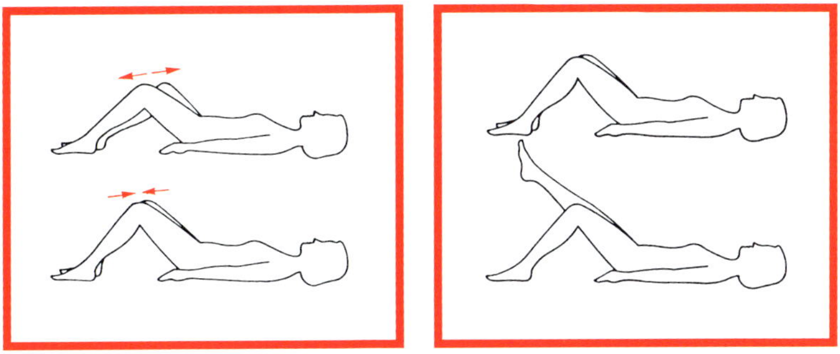

Abb. 17 ***Übungen zur Kräftigung der Beckenbodenmuskulatur im Liegen***

1. Auf den Rücken legen, die Beine aufstellen, Füße nah zusammenstellen, Knie weit auseinander.
   Langsam ausatmen und die Knie zusammenführen. Dabei die Gesäßmuskeln und die Muskulatur um After, Scheide und Harnröhre (Beckenbodenmuskulatur) so fest wie möglich anspannen.
   Langsam einatmen, Knie wieder öffnen und die Muskelanspannung lösen.

2. In Rückenlage die Beine nah nebeneinander aufstellen.
   Beim Ausatmen ein Bein im Kniegelenk langsam strecken und gleichzeitig wieder Gesäß- und Beckenbodenmuskulatur fest anspannen.
   Beim Einatmen das Bein langsam senken und den Körper entspannen.
   Die Übung mit dem anderen Bein wiederholen.

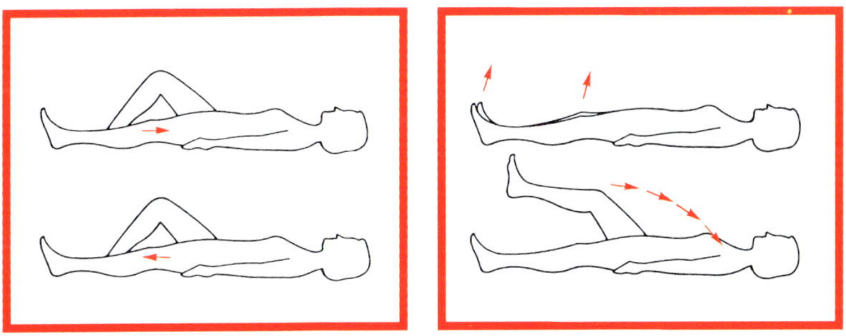

3. In Rückenlage ein Bein flach ausstrecken, das andere Bein aufstellen.
   Ausatmen und Gesäß- und Beckenbodenmuskulatur anspannen; gleichzeitig jene Muskeln anspannen, als wolle man das gestreckte Bein und die Scheide in den Bauch ziehen. Die Bauchmuskeln bleiben entspannt.
   Einatmen und die Spannung lösen.
   Beinstellung wechseln und die Übung mit dem anderen Bein wiederholen.

4. In Rückenlage die Beine nah nebeneinander ausstrecken.
   Beim Ausatmen die Beckenbodenmuskulatur anspannen. Gleichzeitig erst rechts die Fußspitze heben, das Knie beugen und in Richtung linke Schulter führen.
   Beim Einatmen die Muskulatur entspannen und das Bein zurücklegen.
   Die Übung mit dem linken Bein zur rechten Schulter wiederholen.

Operative Therapie der weiblichen Streß- bzw. Belastungsinkontinenz

Die Indikation zur operativen Behandlung einer Belastungs- bzw. Streßinkontinenz ist dann gegeben, wenn diese Diagnose vorher urodynamisch abgesichert werden konnte und alle aufgeführten konservativen Maßnahmen inklusive einer Pessareinlage versagt haben.

Ziel einer jeglichen operativen Korrektur ist die Verlagerung des Blasenhalses nach vorne und oben, also bauchwärts, damit bei einem Anstieg des Druckes im Bauchraum, etwa durch Heben, Husten oder Niesen, sich dieser besser auf den Blasenhals bzw. blasennahen Anteil der Harnröhre überträgt und so einen Anstieg des Harnröhrenverschlußdrucks bewirkt.

Die bei Streßinkontinenz wohl am häufigsten durchgeführten Operationstechniken sind die Kolposuspension nach Burch und die Blasenhalssuspension nach Stamey. Bei ersterer wird der Blasenhals auf beiden Seiten angehoben durch Fixationsnähte zwischen dem die Harnröhre umgebenden Gewebe bzw. der Scheidenfaszie und dem Schambein; bei letzterer wird der Blasenhals mit Fäden angehoben und die hintere Harnröhre mit Plastikteilchen unterlegt.

Die Langzeitergebnisse der Blasenhalssuspension nach Stamey sind deutlich schlechter als die der Kolposuspension nach Burch oder auch die einer sog. Faszienzügelplastik.

Zödlerband

Das aus Kunststoff bestehende »Zödlerband« wird um die hintere Harnröhre gelegt, dadurch der Blasen-Harnröhren-Übergang etwas angehoben und die Harnröhre gleichzeitig gestreckt. Dieses Verfahren ist auch bei Männern möglich, dann allerdings in der etwas modifizierten Form nach Steffens.

Bei der Faszienzügelplastik werden aus der vorderen Bauchdecke beiderseits der Mittellinie Faszienstreifen ausgeschnitten, in Form einer Schlinge um die Harnröhre geführt und unter gewissem Zug an der vorderen Bauchwand angenäht. Auch dieses Verfahren wird in modifizierter Form (Thüroff) bei Männern angewandt.

Bei der Operation nach Marshall-Marchetti wird die hintere Harnröhre bzw. der Blasenhals in festgelegter Stichfolge an die Schambeinfuge (Symphyse) genäht.

Weil viele Frauen mit einer Belastungsinkontinenz verlernt haben, ihre Blase durch aktives Zusammenziehen des Blasenmuskels zu entleeren, ist nach Inkontinenzoperationen ein gezieltes Miktionstraining besonders wichtig: Der vor der Operation zur vorübergehenden Sicherung der Harnentleerung eingelegte Blasenkatheter wird nach der Operation periodisch abgeklemmt, und die betreffende Patientin versucht dann, zunächst in Abständen von 1,5 bis 2 Stunden und später auch in größeren Abständen wieder spontan Wasser zu lassen. Der nach einer spontanen Blasenentleerung in der Blase zurückbleibende Restharn wird jedesmal über den geöffneten Blasenkatheter abgelassen, gemessen und protokolliert (sog. Miktionsprotokoll).

Miktionsprotokoll

Unabhängig von der angewandten Operationstechnik kommt es nach Inkontinenzoperationen nicht selten zu Blasenentleerungsstörungen mit Restharn, fast immer als Folge einer Schwäche des Blasenmuskels und nur ganz selten aufgrund einer Überkorrektur mit Einengung des Blasenhalses und der Harnröhre.

Die Langzeitergebnisse sind bei einer Kontinenzrate von insgesamt knapp 50% der operierten Frauen nach fünf Jahren allerdings relativ bescheiden. Nach u.U. mehrfach erfolglosen Streßinkontinenz-Operationen scheint die Implantation des artifiziellen Sphinkters AMS 800 die zur Zeit wirkungsvollste Behandlung zu sein.

Operative Therapie der männlichen Harninkontinenz

Das Kunststoffband nach Steffens oder die von Thüroff modifizierte Faszienzügelplastik wurden bereits bei der weiblichen Harninkontinenz erwähnt.

Bei allen Formen der Schließmuskelschwäche des Mannes – sei es nach offener Operation oder Elektroresektion (TUR) einer gutartigen Prostatavergrößerung (benigne Prostatahyperplasie, BPH), nach radikaler Prostatektomie (Entfernung eines Prostatakarzinoms mitsamt der Prostata), bei der neurogen (infolge geschädigter oder zerstörter Nerven) oder durch einen angeborenen Schließmuskeldefekt bedingten Harninkontinenz – ist die Implantation einer alloplastischen, hydraulischen Sphinkterprothese die einzig sinnvolle, erfolgversprechende operative Behandlung.

Ein solcher künstlicher Verschlußmechanismus eignet sich für alle Formen der Harninkontinenz, die auf ein Versagen des körpereigenen Harnröhrenverschlusses zurückzuführen sind.

AS 800

Der aktuelle Sphinkter AS 800 ist ein hydraulisch arbeitendes Siliconkautschukgerät, das aus einer Harnröhrenmanschette, einem Kontrollpumpsystem und einem druckregulierenden Ballon besteht.

Die längste (seit 1973) und entsprechend größte klinisch-operative Erfahrung mit Sphinkterprothesen besitzt der Hamburger Urologe F. Schreiter, der bis heute bereits mehr als 1000 Patienten, davon 800 Männern mit Harninkontinenz einen künstlichen Sphinkter eingesetzt hat.

Behandlungsmöglichkeiten bei Dranginkontinenz

Physikalische Behandlungsmethoden »Blasen- und Toilettentraining«

Durch sog. Blasentraining soll das infolge eines Fehlverhaltens zu geringe Fassungsvermögen der Blase wieder erhöht werden. Der Betroffene versucht, die Intervalle zwischen den Blasenentleerungen bewußt zu verlängern. Medikamente, die den Blasenmuskel entspannen, können diese Bemühungen unterstützen.

Blasenentleerungsprotokoll

Ein wesentlicher Bestandteil dieses Trainings ist die genaue Führung eines Blasenentleerungsprotokolls, in das die Uhrzeit der Blasenentleerung, die dabei entleerte Urinmenge sowie eventuell unfreiwillig auftretende Harnverluste eingetragen werden. Anhand dieser Aufzeichnungen läßt sich dann der Erfolg der Bemühungen erkennen.

Sog. Toilettentraining soll vor allem alten Menschen, die durch eine Erkrankung des Gehirns (Schlaganfall, Alzheimer-Krankheit) die Kontrolle über ihre Blasenfunktion verloren haben und deshalb weder in der Lage sind, bei nicht ganz gefüllter Blase einen Entleerungsreflex auszulösen, noch bei voller Blase einen Harndrang zu unterdrücken, wieder zu einem vernünftigen Entleerungsrhythmus verhelfen.

Um die Blase so zu »erziehen«, daß sie sich nur zu bestimmten Zeiten entleert, muß der Betreffende konsequent z. B. alle zwei Stunden oder nach einem festgelegten Zeitplan (morgens nach dem Aufstehen, 30 Minuten vor dem Morgenkaffee, am späteren Vormittag, 30 Minuten nach dem Mittagessen, nach dem Nachmittagskaffee, nach dem Abendessen und vor der Nachtruhe) auf die Toilette gehen.

Die Uhrzeiten, zu denen er tatsächlich auf der Toilette war, trägt er in ein Protokoll ein, aus dem er bald seinen eigenen Toilettenrhythmus herausfindet, den er dann auch bei einmal nicht vorhandenem Harndrang einhalten sollte.

Menschen mit einer gewissen Darmträgheit und dadurch erschwertem Stuhlgang können ihrer Verdauung durch Ballaststoffe wie z. B. Weizenkleie auf die Sprünge helfen. Ist die Stuhlentleerung dann wieder ohne allzu große Mühen möglich, läßt auch der Druck im Bauchraum und damit auf die Blase nach. Besonders wichtig für den Erfolg des Toilettentrainings ist auch, daß immer eine Toilette leicht erreichbar und ausreichend beleuchtet ist.

Bei bettlägerigen Patienten mit Dranginkontinenz sollte sich die Urinflasche stets sichtbar in Körperhöhe neben dem Bett befinden, damit sie bei plötzlichem Harndrang sofort angelegt werden kann. Muß der Betreffende nämlich erst den Kopf heben, um die Urinflasche zu finden, spannt sich auch die Bauchmuskulatur an, der Druck im Bauchraum und damit in der Blase nimmt zu, und dann ist es häufig schon »passiert«, bevor er zur Urinflasche greifen kann.

! Ältere Menschen sind oft »umständlich« bekleidet, was ein Inkontinenz-Malheur geradezu herausfordern kann. Kleidungsstücke sollten deshalb leicht zu öffnen sein, Reißverschlüsse durch Klettverschlüsse ersetzt und in Hosen ein Gummizug eingearbeitet werden.

Medikamentöse Behandlung der motorischen Dranginkontinenz

Bei motorischer Dranginkontinenz werden meistens moderne Anticholinergika und Spasmolytika verordnet, die die erhöhte Spannung und Aktivität der glatten Muskulatur der Blase verringern. In Frage kommen Spasuret 200 (Flavoxat-HCl), Dridase/Ditropan (Oxybutynin), Spasmex/Spasmo-lyt (Trospiumchlorid), Uro-Ripirin (Emepronium) oder Mictonorm (Propiverinhydrochlorid).

Mit Detrusitol (Tolterodine) ist jetzt ein neues Anticholinergikum auf dem Markt, das auf die Blase etwa gleichstark wirkt wie Dridase/Ditropan (Oxybutynin), aber nur noch in den seltensten Fällen Mundtrockenheit hervorruft. Detrusitol

Auch das zentral angreifende Antidepressivum Imipramin (Tofranil) wirkt entspannend auf den Blasenmuskel.

Häufige Nebenwirkungen dieser Medikamente sind Mundtrockenheit (dosisabhängig) und Auslösung eines Glaukoms (grüner Star).

Hilfsmittel bei Harninkontinenz

Harninkontinenz muß längst nicht mehr als Schicksal betrachtet werden, das einfach hinzunehmen ist. Inzwischen gibt es vielfältige Hilfsmittel wie die sog. absorbierenden (aufsaugenden) Systeme (entweder körpernah oder körperfern), instrumentelle Harndrainagen (Ableitungen) oder am Körper zu tragende Urinauffangbeutel, welche die seelische und körperliche Situation harninkontinenter Menschen entscheidend verbessert haben.

Allein der Umsatz von Inkontinenzwäsche, mit deren Hilfe sich viele Betroffene überhaupt erst wieder in der Gesellschaft bewegen können, wird bis zum Jahr 2000 die Milliardengrenze erreicht haben. Doch vor dem Hintergrund immer knapper werdender Ressourcen wird sich dann diese Art der Versorgung nicht mehr in diesem Umfang bezahlen lassen!

Die Anforderung an ein Hilfsmittel – ob aufsaugend oder ableitend –, daß es sicher sitzen und bequem zu tragen sein muß, einfach zu wechseln ist, von außen nicht sichtbar ist und die persönliche Bewegungsfreiheit des Betreffenden nicht einschränken darf, ist vor allem bei körpernahen, den Harn aufsaugenden *Einlagen* bzw. *Vorlagen* garantiert. Sie sind klein und unauffällig und können im Slip mit einem Klebestreifen befestigt oder mit einer darübergezogenen Netzhose fixiert werden. Bei leichter bis mittelschwerer Inkontinenz reicht eine Vorlage mit einer Aufnahmekapazität von 200 bis 250 ml, die alle 2 bis maximal 4 Stunden gewechselt wird.

Vorlagen

Männern, die nur tropfenweise Urin verlieren, bietet ein *Penisfutteral* bzw. eine *Penistüte,* d. h. ein durch eine eng anliegende Unterhose fixierter Tropfensammler, der tagsüber drei- bis viermal gewechselt wird, größtmögliche Sicherheit. Penisfutterale werden in unterschiedlichen Größen von verschiedenen Herstellern angeboten. Das kleinere Futteral wird nur über den Penis gestülpt, das größere über Penis und Hodensack. Trägt der Betreffende weite Unterhosen, z. B. Boxershorts, sollte das Penisfutteral zusätzlich noch durch eine elastische Netzhose fixiert werden.

Kondomurinale

Außerdem gibt es selbsthaftende, rückflußsichere *Kondomurinale* aus elastischem dünnem Latexmaterial in fünf verschiedenen Größen, wobei die Wahl der richtigen Kondomgröße für querschnittsgelähmte Patienten mit verminderter oder fehlender Sensibilität natürlich besonders wichtig ist. Damit der Urin frei abfließen kann, sollte sich die Harnröhrenmündung möglichst über der Abflußöffnung des Kondomurinals befinden. Beim mobilen Patienten wird das

Kondomurinal an einen Beinbeutel am Oberschenkel angeschlossen, der immer unter Blasenniveau zu tragen ist.

Eine *instrumentelle Harndrainage* ist relativ häufig mit entzündlichen Komplikationen belastet und schon allein deshalb keine Ideallösung. Doch in vielen Fällen ist sie die einzige Möglichkeit für eine künstliche Harnableitung, sei es als perkutane Nephrostomie, innere Schienung des Harnleiters, suprapubische Blasenfistel oder transurethraler Dauerkatheter. Die Katheterisierung der Harnblase sollte immer mit sterilen Einmalsets erfolgen, die eine Schale, Tupfer, Handschuhe, Pinzette, Blockerspritze, Schlitztuch, Gleitmittel und Desinfektionsmittel enthalten. Gelegentlich ist einem Dauerkatheter eine suprapubische Blasenfistel wegen des geringeren Infektrisikos und der nicht gegebenen Irritation der Harnröhre vorzuziehen. Die intermittierende, d. h. mehrmals am Tag und mindestens einmal nachts erfolgende Selbstkatheterisierung ist für die Langzeitbehandlung bestimmter Inkontinenzformen, besonders bei Querschnittslähmung, zu empfehlen.

Rat und Hilfe bei allen Inkontinenz-Problemen bietet die 1987 gegründete *Gesellschaft für Inkontinenzhilfe e.V., GIH,* Friedrich-Ebert-Straße 124, 34119 Kassel (Telefon 0561/780604; Telefax 0561/776770), die auch Informationsmaterial versendet und bereits in mehreren deutschen Städten Selbsthilfegruppen eingerichtet hat. GIH

In Österreich besteht seit 1990 die *Medizinische Gesellschaft für Inkontinenzhilfe Österreich.* Beratungsstellen sind in 6020 Innsbruck, Speckbacherstraße 1, Tel. 0512/583703; in 1030 Wien, Nottendorfergasse 21, Tel. 01/7958-4115; in 8020 Graz, Waagner-Biro-Straße 3, Tel. 0660/6345; und in 4020 Linz, Gimpflingerstraße 48, Tel. 0732/3405-430.

Harnblasenkrebs

Blasenkrebs ist in Deutschland mit bis zu 18.000 Neuerkrankungen pro Jahr der häufigste bösartige Tumor im Bereich des Harntrakts (Nieren und harnableitende Organe). Es erkranken dreimal soviel Männer wie Frauen und zwar vorwiegend ältere Menschen mit einem Durchschnittsalter von 67 Jahren bei Männern und 70 Jahren bei Frauen. Nur 5% aller Patienten mit Blasenkrebs sind jünger als 40 Jahre. Allein 1995 starben in Deutschland 6500 Menschen an dieser Krebserkrankung.

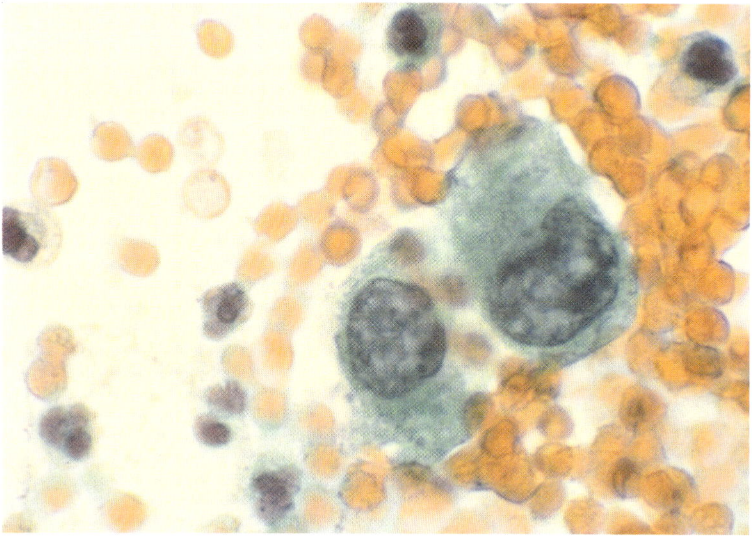

Abb. 19
Beispiel einer Urinzytologie: Rote Blutkörperchen (eumorphe Erythrozyten), vereinzelt weiße Blutkörperchen (Leukozyten) und 2 mittelgradig bis hochgradig verformte (dysplastische) Urothelzellen. Histologische Bestätigung eines G 2-Blasenkrebses (Urothelkarzinoms)

Erstes Warnzeichen eines Blasenkarzinoms ist in bis zu 80% der Fälle eine sichtbare, meist schmerzlose Harnblutung (Makrohämaturie), die zunächst nur sporadisch auftreten kann und deshalb von manchen Betroffenen und gelegentlich auch von Ärzten als Blasenentzündung bagatellisiert wird.

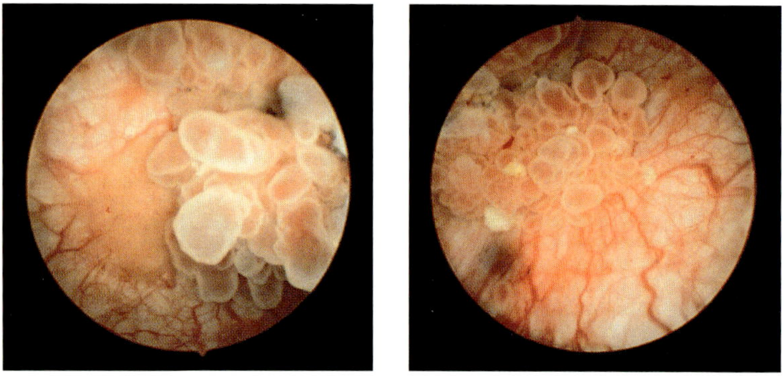

Abb. 20
Zwei Beispiele oberflächlicher papillomatöser Blasentumore

Im Urin finden sich bei der mikroskopischen Untersuchung massenhaft rote Blutkörperchen (Mikrohämaturie) und in der Urinzytologie (Beurteilung der Zellen im Urin), falls diese Untersuchung überhaupt gemacht wird, bereits Tumorzellen (siehe Abb. 19).

Entdeckt man bei der Blasenspiegelung einen von der Blasenwand ausgehenden Tumor – oder auch mehrere – weil annähernd die Hälfte aller Blasentumoren gleichzeitig an mehreren Stellen in der Blase zu wachsen beginnt –, wird dieser in Vollnarkose und Muskelentspannung mit einer durch die Harnröhre eingeführten elektrischen Schlinge (transurethrale Resektion der Blase, abgekürzt TUR-B) bis in Blasenwandniveau entfernt. Abschließend werden noch aus vier optisch unauffälligen Schleimhautbezirken in der Blase Gewebeproben (sog. Quadrantenbiopsie) entnommen, um festzustellen, ob möglicherweise bereits andere, für das bloße Auge nicht erkennbare Tumornester vorhanden sind. Bei Anwendung des photodynamischen Diagnosesystems zur photodynamischen Früherkennung eines Harnblasenkarzinoms (Abb. 22) erübrigen sich Biopsien aus nicht floureszierenden Abschnitten der Blasenwand.

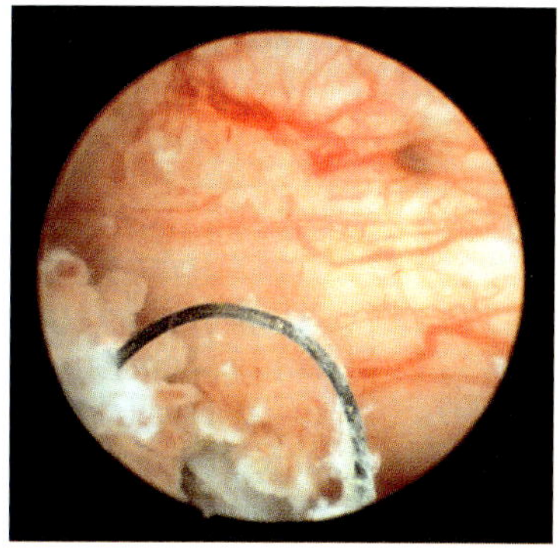

Abb. 21

Verschiedene Gewebeproben aus dem sichtbaren Tumor, Tumorgrund und den Rändern der Resektionsfläche werden dann vom Pathologen in dünnen Schnitten mikroskopisch durchgemustert. Auf diese Weise lassen sich Ausdehnung und Eindringtiefe (Infiltration) des Tumors in das angrenzende Gewebe sowie der Grad (G) der Zellentartung bestimmen – ob die nachgewiesenen Tumorzellen noch als hochdifferenziert (G 1), weniger differenziert (G 2) oder schon als undifferenziert (G 3), d. h. nicht mehr als Blasenzellen erkennbar, einzustufen sind. G 1 beschreibt somit ein geringeres, G 3 ein höheres Bösartigkeitsniveau.

Für die weitere Behandlung und Prognose eines bösartigen Harnblasentumors sind der Grad der Gewebedifferenzierung und die Unterscheidung oberflächlicher, noch nicht in die Blasenwand eingewachsener von bereits tiefer infiltrierten Tumoren von entscheidender Bedeutung.

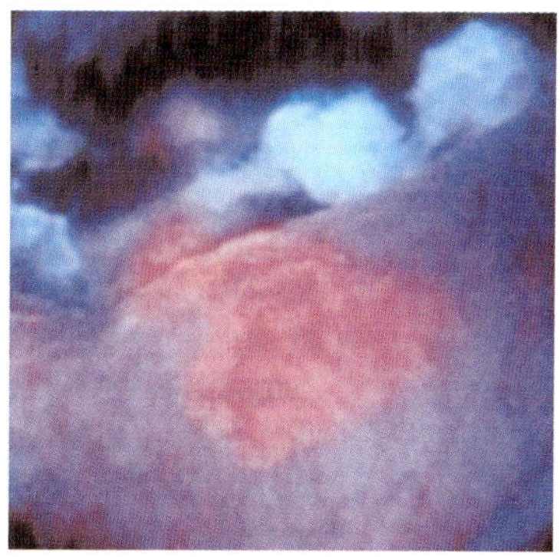

Abb. 22

Zur bildlichen Darstellung von Harnblasentumoren scheint die (allerdings sehr teuere) Kernspintomographie besser geeignet zu sein als die Computertomographie, weil damit eine Tumorinfiltration in benachbarte Organe wie Prostata, Enddarm oder die der Blase aufliegenden Dünndarmschlingen exakter zu erkennen ist. Außerdem lassen sich die einzelnen Tumorstadien T 0 bis T 4 kernspintomographisch bei über 80%, computertomographisch dagegen nur bei etwa 60% der Fälle richtig zuordnen. Werden alle

Komplikationsraten vor 1970 von ca. 35% konnten inzwischen auf 10% und die Sterblichkeitsrate von zuvor 20% auf etwa 2% gesenkt werden.

Der Erfolg dieser Operation hängt jedoch weitgehend von der regelmäßig einzuhaltenden Nachsorge ab; denn mindestens jeder zweite erleidet innerhalb von 5 Jahren ein Tumorrezidiv, das dann in mehr als der Hälfte der Fälle noch kurativ zu behandeln, d. h. heilbar ist, wenn es frühzeitig genug entdeckt wurde.

! Eine ausschließliche Bestrahlungsbehandlung ist allein schon wegen der dabei nach wie vor auftretenden Nebenwirkungen und Komplikationen derzeit keine Alternative zur radikalen Zystektomie.

Patienten, bei denen ein Blasentumor mit hochdifferenzierten Zellen (G 1) entfernt wurde, bekommen ein Rezidiv – wenn überhaupt – fast ausschließlich wieder in der Blase, jedoch weder Lymphknoten- noch Fernmetastasen. Deshalb genügt bei ihnen meist eine regelmäßig ambulant vorzunehmende Harnröhren- und Blasenspiegelung und die Untersuchung des Urins auf Tumorzellen (Urinzytologie).

War jedoch der Krebs zum Zeitpunkt der Zystektomie bereits in die Muskulatur der Blasenwand eingebrochen, sollte wegen der dann meist schon vorhandenen Lymphknoten- und Fernmetastasen zusätzlich zur radikalen Zystektomie noch eine systemische Chemotherapie erfolgen. Zur Nachsorge gehören dann auch Ultraschalluntersuchungen der Nieren (Harnstauungsniere bei einem Tumorrezidiv im Nierenbecken und/oder Harnleiter) und der Leber, eine Röntgenaufnahme der Lunge, eine Knochenszintigraphie sowie weitere Laboruntersuchungen.

Ist ein Blasenkrebs schon weiter fortgeschritten und somit nicht mehr heilbar, steht nur noch die Lebensqualität des Patienten im Vordergrund. Die Nachsorge sollte sich dann ausschließlich an subjektiven Beschwerden wie Appetitlosigkeit, Leistungsabfall, Schmerzen im Unterbauch oder Rücken (bei Knochenmetastasierung) und in den Flanken (bei Harnstauungsniere) orientieren. Mit einem über die Lymph- oder Blutbahnen metastasierten Blasenkrebs leben nach drei Jahren nur noch weniger als 10% der Betroffenen. Daran ändern auch weitere Operationen oder eine zusätzliche Strahlenbehandlung nichts mehr.

MVAC

Nach systemischer (über die Blutbahn applizierter) Polychemotherapie mit MVAC (Methotrexat, Vinblastin, Adriamycin bzw. Doxorubicin und Cisplatin) oder nur Cisplatin und Methotrexat konnten in Einzelfällen bessere Ergebnisse erzielt werden, aber nur unter weiterer Einbuße der durch den Blasenkrebs sowieso schon stark reduzierten Lebensqualität.

Künstliche Harnableitungen

In Deutschland leben etwa 100.000 Menschen mit künstlichem Dünndarm- bzw. Dickdarmausgang oder künstlicher Harnableitung.

Nach operativer Entfernung der Harnblase mußte noch bis vor nicht allzu langer Zeit der Urin ausschließlich über künstlich angelegte Körperöffnungen (Stomata) abgeleitet werden. Hierzu werden ein oder beide Harnleiter entweder direkt in die Bauchdecke (Harnleiter-Haut-Anastomose) eingenäht oder innerhalb des Bauchraums in ein aus der Darmkontinuität ausgeschaltetes Darmsegment, das dann an einem Ende verschlossen und mit dem anderen durch die Bauchdecke herausgeleitet wird. Ein solches Conduit dient keineswegs als Ersatzblase, sondern lediglich als Verlängerung der Harnleiter, damit der Urin in einen am Körper um das Stoma herum fixierten Plastikbeutel unbehindert abfließen kann.

Stomata

Etwa ein Viertel der Stomaträger akzeptiert den Beutel, der aus hygienischen Gründen täglich und die dazugehörige Platte jeden dritten Tag gewechselt werden sollte, ohne Einschränkungen. Doch die gleiche Anzahl von Betroffenen fühlt sich hierdurch psychisch beeinträchtigt, besonders Frauen und Patienten mit psychischen und/oder psychosomatischen Erkrankungen. Ein solcher Beutel bringt auch tatsächlich einschneidende Veränderungen der Lebensqualität bzw. des Lebensstils mit sich, vor allem Einschränkungen im Arbeitsleben, die bis zur Aufgabe des Berufs führen können, den weitgehenden Verzicht auf sportliche Betätigungen, eine Beeinträchtigung des Sexuallebens sowie eine vermehrte Abhängigkeit von anderen Menschen.

In den zurückliegenden zwei Jahrzehnten wurden nun verschiedenartige Ersatzblasen aus Dünn- bzw. Dickdarm entwickelt (Kock-Pouch, Mainz-Pouch etc.) mit einem sog. kontinenten Stoma oder – wie bei der Ileum-Neoblase – mit direktem Anschluß an die bei Entfernung der Harnblase belassene Harnröhre. Diese Art von Ersatzblase benötigt dann keine permanente äußere Harnableitung mehr und hat deshalb bei Patienten eine besonders hohe Akzeptanz.

Der Begriff Pouch (gesprochen: Pautsch) stammt aus dem Englischen und bedeutet Beutel, Tasche. Ein solcher aus Dünn- und/oder Dickdarmteilen geformter Pouch dient als Harnreservoir; die Entleerung des im Pouch angesammelten Urins erfolgt mit einem über das Stoma eingeführten Katheter oder, wie bei der Ileum-Neoblase, über die (Original-)Harnröhre. Beim Mainz-Pouch I, der zu einem Drittel aus

Ileum-Neoblase

Dick- und zu zwei Dritteln aus Dünndarm besteht, ist das Stoma kosmetisch elegant in den Nabel verlagert und von außen nicht zu erkennen.

Bei der Ileum-Neoblase ist die Harnkontinenz tagsüber durch die sog. Kontinenzstrecke der belassenen Harnröhre und den äußeren Harnröhrenschließmuskel gewährleistet. Nachts verlieren allerdings 30 bis 40% dieser Patienten Urin, leiden also unter einer nächtlichen Harninkontinenz. Trotzdem bedeutet das bei der Ileum-Neoblase erhaltene »Körperbild« im Vergleich zu demjenigen bei einer Ersatzblase aus Darm mit äußerem Stoma eine wesentliche Verbesserung der Lebensqualität, so daß sich diese Form des Blasenersatzes nach einer Zystektomie schon fast als Standardharnableitung durchgesetzt hat, wenn bisher auch nahezu ausschließlich (99%) bei Männern. Voraussetzung hierfür ist, daß Blasenhals und Harnröhre bei der Operation noch frei sind von bösartigen Veränderungen. (Ein Tumorrezidiv in der Harnröhre entsteht bei etwa 2% der zystektomierten Patienten.)

Das Bestreben, diesen Blasenersatz auch Frauen bei entsprechender Indikation anbieten zu können, scheiterte bis jetzt weitgehend an operationstechnischen Problemen. 1996 berichtete erstmals die Urologische Universitätsklinik Ulm (R. Hautmann) über Erfahrungen bei 19 Patientinnen, die nach einer Zystektomie mit einer an den Blasenhals oder direkt an die Harnröhre angeschlossenen Ileum-Neoblase versorgt worden waren. Bei keiner dieser Frauen war die Kontinenz, bei zwei Dritteln jedoch die erschwerte Harnentleerung das Hauptproblem.

Somit ist eine kontinente Harnableitung prinzipiell auch bei der Frau möglich. Wenn bei einem Tumorbefall des Blasenhalses die Harnröhre mitentfernt werden muß, ist eine Ileum-Neoblase als Blasenersatz natürlich nicht mehr möglich. Bei tumorfreiem Blasenauslaß kann jedoch die Ileum-Neoblase jeder Frau bedenkenlos empfohlen werden.

Grundsätzliches zur Stomapflege

Trotz neuer Möglichkeiten einer kontinenten Harnableitung nach Zystektomie hat die angemessene Versorgung künstlich angelegter Stomata für die davon Betroffenen, insbesondere Frauen, auch weiterhin vorrangige Bedeutung. Dabei ist besonders darauf zu achten, daß die Haut um das Stoma schonend behandelt wird und nicht mit Urin in Berührung kommt, die Lochöffnung der Basisplatte/des Beutels einteilig so bemessen ist, daß die Umgebung des Stomas vollkommen abgedeckt wird, ohne dieses einzuengen, und daß die Basisplatte/der Beutel immer sehr vorsichtig, eventuell mit Hilfe eines medizinischen Pflasterentferners z. B. Dermasol entfernt wird. Hartnäckige Pflasterrückstände oder Klebstoffreste auf der Haut müssen ebenfalls mit einem Pflasterentferner hautschonend entfernt werden. Zur Reinigung der Stomaumgebung genügen Wasser und eine milde alkalifreie Waschlotion. Benzin oder scharfe Reinigungsmittel zerstören den normalen Säure- und Fettfilm der Haut.

Dermasol

Alle wesentlichen Punkte zur Stomaversorgung sind in der Broschüre »Urostomie – ein Leitfaden« aufgeführt, die von der *Deutschen Ileostomie-Colostomie-Urostomie-Vereinigung e.V.,* kurz *ILCO* genannt, herausgegeben wird. Diese Vereinigung, die inzwischen schon fast 10.000 eingeschriebene Mitglieder zählt, unterstützt seit über 20 Jahren Menschen mit einem künstlichen Darmausgang oder einer künstlichen Harnableitung in allen sich im Alltag ergebenden Fragen.

ILCO

Die Arbeit und Organisation dieser Selbsthilfevereinigung erfolgt im wesentlichen durch Betroffene, die auf diese Weise die Interessen anderer Betroffener vertreten und ihnen durch Beratung, Erfahrungsaustausch und seelische Unterstützung helfen möchten, trotz ihrer Behinderung ein sinnvolles und gleichwertiges Leben zu führen.

Zusätzlich bietet die ILCO Besucherdienste im Krankenhaus oder zu Hause an und organisiert regionale Informationsveranstaltungen. Nähere Informationen, auch über die nächstgelegene Kontaktstelle, erteilt die Bundesgeschäftsstelle der *Deutschen ILCO e.V.* in 85312 Freising, Postfach 1265, Telefon 08161/934301-02, Fax 08161/934304.

Urologische Probleme und Notfälle bei Kindern

Ein Harnwegsinfekt im Säuglingsalter macht sich bemerkbar durch Fieber, Magen-Darm-Störungen mit Erbrechen oder Durchfällen, auffällige Trinkunlust sowie Schläfrigkeit und Teilnahmslosigkeit. Hat ein Säugling Fieber und weint, wenn er hochgehoben wird, deutet dies unter Umständen hin auf Schmerzen in einer oder beiden Nieren. Dabei kann es sich um eine Nieren(becken)entzündung handeln, eine angeborene mechanische oder funktionelle Störung des Harntransports oder eine Entleerungsstörung bzw. -behinderung im Bereich der Nieren und/oder harnableitenden Organe. Harnentleerungsstörungen, die immerhin rund ein Viertel aller angeborenen

Trinkunlust

Fehlbildungen ausmachen, sind häufig schon während der Schwangerschaft im Ultraschallbild (Sonogramm) zu diagnostizieren.

Lassen sich im Urin von Säuglingen oder kleinen Kindern mikroskopisch oder mit Hilfe eines Teststreifens rote Blutkörperchen nachweisen (Mikrohämaturie) oder ist bereits mit bloßem Auge eine Rotverfärbung des Urins durch Blutbeimengung (Makrohämaturie) zu erkennen, sollte dieser Befund unbedingt durch einen Kinderarzt oder in der Ambulanz einer Kinderklinik weiter abgeklärt werden. Auslösende Ursachen einer kindlichen Harnblutung können akute Entzündungen der Niere (Glomerulonephritis) bzw. der harnableitenden Organe (meist mit Fieber und/oder Bauchschmerzen), angeborene Harnabflußbehinderungen sowie Verletzungen und Harnsteine sein.

! Beim Neugeborenen erfordert eine Harnblutung wegen der Möglichkeit einer Nierenvenenthrombose, eines Nierentumors (Nephroblastom), einer polyzystischen Nierenfehlbildung oder einer Verletzung bei der Geburt eine sofortige notfallmäßige Diagnostik und Behandlung.

Beim männlichen Säugling läßt sich in den ersten Wochen nach der Geburt die Vorhaut meist noch nicht über die Eichel zurückstreifen. Das dann vermehrte Smegma (talghaltige Absonderungen der Eichel- und Vorhautdrüsen) kann bereits als »Basislager« für Bakterien dienen.

Während der Nacht vermehrt nasse Windeln und auch gewisse Schmerzhinweise lassen an einen möglichen Harnwegsinfekt denken, von dem in den ersten fünf Lebensmonaten hauptsächlich Buben und in der Folgezeit dann häufiger Mädchen betroffen sind. Das Infektionsrisiko liegt, bezogen auf die ersten fünf Lebensjahre, bei Mädchen um 5% und bei Buben um 1%; mehr als die Hälfte dieser Kinder bekommt später Infektrezidive.

Hat eine Nieren(becken)entzündung bereits ein chronisches Stadium erreicht, bestehen meist uncharakteristische Allgemeinsymptome und eine gewisse Entwicklungsverzögerung.

Entscheidend ist dann, überhaupt an die Möglichkeit einer Pyelonephritis zu denken, denn der Erfolg einer Behandlung im Kindesalter und damit die Chance, eine pyelonephritische Schrumpfniere zu verhindern, hängt einzig und allein von der Frühdiagnose ab. Das Lebensschicksal der Betroffenen entscheidet sich deshalb häufig schon in frühester Kindheit.

Die Blasenentleerung beim Neugeborenen ist unbewußt, ungehemmt und häufig. Zwischen dem ersten und zweiten Lebensjahr entwickelt sich das Gefühl für Blasenfüllung und Harndrang, und um das vierte Lebensjahr, wenn die Zentren im Gehirn ausgereift sind, die das willkürliche Wasserlassen steuern, werden Kinder »rund um die Uhr« trocken. Deshalb sollte man erst ab diesem Alter bei wiederholtem unwillkürlichem Einnässen von einer sog. Enuresis im Sinn eines krankhaften Befunds sprechen. Enuresis

Ob Bettnässen bei Ihrem Kind tatsächlich eine Erkrankung ist, können Sie relativ leicht herausfinden, indem Sie sich folgende Fragen stellen:

- Wird mein Kind nachts manchmal durch Harndrang oder durch Bettnässen wach?
- Ist mein Kind auch am Tag gelegentlich feucht oder naß?
- Geht es am Tag häufiger als siebenmal zur Toilette, und kommt die Blasenentleerung erst nach einigem Warten und mit Pressen in Gang?
- Ist der Harnstrahl während des Wasserlassens häufiger unterbrochen (»stotternd«)?
- Hat das Kind wiederholt Harnwegsinfektionen durchgemacht?

Falls Sie eine dieser Fragen mit ja beantworten, sollten Sie Ihr Kind von einem Kinderarzt untersuchen lassen.

Etwa 15% der Kinder, hauptsächlich Buben, nässen auch noch nach dem fünften Lebensjahr ein. (Bei Siebenjährigen sind es etwa 10% und bei Zehnjährigen noch annähernd 5%.) Meist liegt es daran, daß diese Kinder am späten Nachmittag und abends zuviel trinken und dann vor dem Zubettgehen vergessen oder auch zu bequem sind, noch einmal auf die Toilette zu gehen. Viele Eltern kontrollieren überdies ihre Kinder nicht genügend und bedenken auch nicht, daß die Harnblase eines Dreijährigen gerade einmal 100 ml faßt und dieses Fassungsvermögen mit steigendem Alter nur langsam zunimmt.

Doch es gibt noch einen weiteren Grund: Nach neueren Untersuchungen fehlt bei etwa 70% der nachts einnässenden Kinder die abendliche Ausschüttung des sog. antidiuretischen Hormons (ADH), das mitverantwortlich ist für die Konzentrierung des Harns in den Nieren. Wenn die kindliche Blase durch die nachts entsprechend erhöhte Harnmenge überfordert ist, muß sie zwangsläufig »überlaufen«. Außerdem schlafen einnässende Kinder bekanntlich besonders tief und wachen deshalb nicht einmal vom Gefühl der vollen Blase und dem dadurch ausgelösten Harndrang auf. ADH

! Psychische Störungen bei Kindern, weil z. B. die Eltern getrennt leben oder jüngere Geschwister plötzlich als Konkurrenz empfunden werden, spielen beim Einnässen eher eine untergeordnete Rolle.

Apparative Weckhilfen wie die »Klingelmatraze« oder die »Klingelhose« erscheinen erst ab dem fünften Lebensjahr sinnvoll. Doch auch dann hängt ein Behandlungserfolg weitgehend von der liebevollen und stetigen Zuwendung der Eltern ab. Die Flüssigkeitszufuhr zu kontrollieren, was vor allem in der ersten Tageshälfte erfolgen sollte, ist sicher eine sinnvolle Maßnahme. Wichtig ist aber auch, diese Kinder dazu anzuhalten, tagsüber möglichst regelmäßig zu festgelegten Zeiten Wasser zu lassen, wobei die Abstände langsam vergrößert werden können. Eine ganz entscheidende Maßnahme ist das nachts immer exakt zur gleichen Zeit erfolgende *bewußte* Wecken des Kindes zum Wasserlassen. Hierzu sollten die Eltern einen Zeitpunkt wählen, zu dem immer wenigstens noch ein Elternteil wach ist.

Bewußtes Wecken

Eine medikamentöse Therapie mit dem trizyklischen Antidepressivum Imipramin (Tofranil mite bzw. Tofranil), das die Blasenkapazität vergrößert, den Blasenauslaßwiderstand erhöht und die Schlaftiefe verringert, oder mit dem Spasmolytikum Oxybutynin (Dridase) hilft bei 30 bis 40% der Fälle. Auch Spasmolytika wie z. B. Dridase, die den überaktiven Blasenmuskel dämpfen, verringern das Einnässen am Tag. Desmopressin (Minirin), das synthetisch hergestellte antidiuretische Hormon ADH, reduziert, wenn es abends eingenommen wird, die nächtliche Harnproduktion und verhindert dadurch bei etwa zwei Dritteln der betroffenen Kinder ein nächtliches Einnässen.

Ist eine mechanische oder nervenbedingte Blasenentleerungsstörung mit Sicherheit ausgeschlossen, kommt es relativ häufig zu Spontanheilungen. In besonders hartnäckigen Fällen ist gelegentlich eine psychotherapeutische Betreuung angezeigt, manchmal sogar auch bei den Eltern des Kindes!

Paraphimose – sog. Spanischer Kragen

Bei über 90% der neugeborenen Buben läßt sich – wie schon erwähnt – in den ersten Wochen und Monaten nach der Geburt die Vorhaut noch nicht vollständig über die Kranzfurche zurückstreifen. Die hierfür empfohlenen cortison-, östrogen- oder testosteronhaltigen Salben bewirken im wesentlichen nur die ohnehin nach einer gewissen Zeitspanne einsetzende Lösung der Vorhaut von der Eichel. Übertriebene Genitalhygiene mit gewaltsamer Frühmobilisation der Vorhaut macht

Zirkumzision

jedenfalls eine Beschneidung (Zirkumzision) häufig erst notwendig, d. h., jeder mechanische Dehnungsversuch bei einer noch als physiologisch anzusehenden relativen Vorhautenge ist nicht nur schmerzhaft, sondern führt zu kleinen Einrissen in der Vorhaut, die dann narbig verheilen und die Vorhaut nur noch stärker einengen.

Erscheint nach der Geburt die Vorhaut zu eng, sollte sie von der Mutter oder vom Vater im warmem Wasser vorsichtig vor- und zurückgestreift und dadurch langsam etwas gedehnt werden. Nicht das Zurückziehen, sondern nur das Hochziehen der mit Zeigefinger und Daumen gefaßten Vorhaut sagt etwas über deren tatsächliche Weite aus.

Wird vergessen, eine zurückgestreifte, etwas zu enge Vorhaut wieder über die Eichel vorzuschieben, entsteht infolge des Mißverhältnisses zwischen Umfang der Eichel und Weite der Vorhaut ein sog. Vorhautschnürring in der Kranzfurche, auch Paraphimose oder »Spanischer Kragen« genannt. Weil dadurch die venösen Blutgefäße an der Eichel weitgehend abgedrückt werden, entsteht eine ödematöse, schmerzhafte Schwellung der blaurot verfärbten Eichel und des inneren Vorhautblatts.

Abb. 23 Schnürring um die Glans

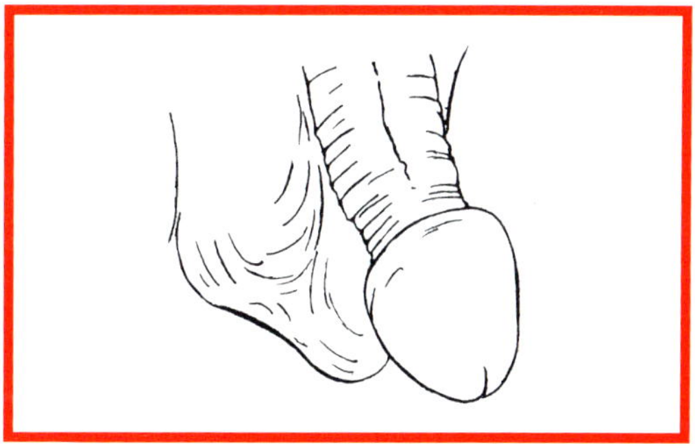

Gelingt es nicht innerhalb kürzester Zeit, dieses Ödem mit Daumen und Zeigefinger beider Hände wieder auszudrücken und die Vorhaut vorzuschieben, muß zur Entlastung der äußere Schnürring in Längsrichtung eingeschnitten und quer vernäht werden. Warme Sitzbäder mit Kamillenlösung und Salbenverbände beschleunigen die Wundheilung. Einige Wochen später erfolgt dann, allein schon aus kosmetischen Gründen, die Zirkumzision der inzwischen vernarbten Phimose. Es existiert zwar keine einheitliche Zirkumzisionstechnik, doch alle Verfahren führen letztendlich zu einem kosmetisch befriedigenden Ergebnis.

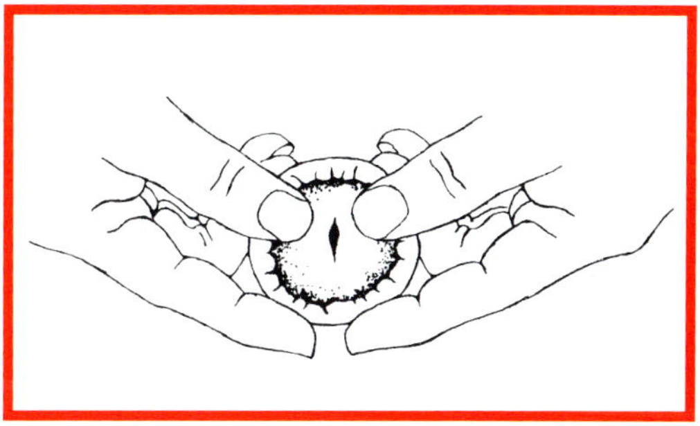

Abb. 24 Manuelle Kompression der Glans

Hodentorsion

Eine Hodentorsion entsteht vorwiegend im Neugeborenenalter oder während der Pubertät zwischen dem 12. und 14. Lebensjahr. Dabei dreht sich ein Hoden plötzlich um die Längsachse seiner Samenstranggebilde, was keineswegs nur bei Bewegung, sondern ebenso im Sitzen oder Liegen, ja sogar während des Schlafens passieren kann.

Je nach Ausmaß der dabei auftretenden Strangulation der Samenstranggefäße kommt es dann zu einer venösen Stauung oder bereits innerhalb weniger Stunden zu einer infarktähnlichen, irreversiblen Zerstörung des Hodengewebes. Als Sofortmaßnahme muß versucht werden, die Torsion des Hodens mit den Fingern wieder zurückzudrehen, und zwar bei rechtsseitigem Befund im Uhrzeigersinn und linksseitig gegen den Uhrzeigersinn.

! Bei oberflächlicher Untersuchung oder nach nur telefonischer Schilderung der Beschwerden ohne ärztliche Inaugenscheinnahme wird eine akute Hodentorsion gelegentlich als Nebenhodenentzündung verkannt – eine Diagnose, die bei Knaben bis zur Pubertät jedoch nur in seltensten Ausnahmefällen zutrifft (siehe Tabelle 4). Dadurch geht dann häufig kostbare Zeit verloren bis zur operativen Freilegung eines strangulierten Hodens.

Bereits nach 6 Stunden sind nämlich die Samenzellen im Keimepithel der Hodenkanälchen irreversibel geschädigt, nach 12 Stunden erlischt auch die Produktion des männlichen Geschlechtshormons Testosteron. Somit spielt bei der Diagnose Hodentorsion der Zeitfaktor für die Operation bezüglich des Erhalts der Hodenfunktion die entscheidende Rolle!

Hierfür ein typisches Beispiel: Ein 14jähriger Junge verspürt nachmittags Schmerzen im Hodensack, erzählt dies jedoch erst beim Abendessen seinen Eltern, die daraufhin sofort den diensthabenden Arzt in der Stadt anrufen. Dieser beruhigt sie und verordnet Zäpfchen. Am nächsten Morgen kommt der Hausarzt, stellt nach kurzer Untersuchung eine Überweisung zum Urologen aus, der den Jungen mit der Diagnose Hodentorsion sofort in die Klinik einweist. Doch bei der operativen Freilegung gegen Mittag findet sich nur noch ein bereits schwärzlich verfärbter Hoden, dessen Gewebe irreversibel zerstört ist und der deshalb entfernt werden muß.

Tab. 4

Differentialdiagnose Hodentorsion – Nebenhodenentzündung

	Hodentorsion	Akute unspezifische Nebenhoden-entzündung
Alter	Kindesalter, mit Gipfeln bei Neugeborenen und zwischen dem 10. und 14. Lebensjahr	selten vor dem 16. bis 18. Lebensjahr, dann häufig
Beginn	plötzlich	plötzlich
Übelkeit	häufig	fehlt
Schmerz	stark	stark
Temperatur	normal	hoch
Urinbefund	normal	Leukozyturie und Bakteriurie
Blutbild	normal	Leukozytose
Anheben des Hodensacks	Schmerzverstärkung	Schmerzlinderung
Hodenlage	Hodenhochstand	normal

Hodenhochstand

Die Hoden sind zum Zeitpunkt der Geburt bei 6% der ansonsten normal entwickelten männlichen Säuglinge und bei bis zu 30% der Frühgeborenen ein- oder beidseitig noch nicht im Hodensack (Skrotum) »gelandet«. Schuld daran ist meist eine hormonelle Fehlsteuerung oder ein mechanisches Hindernis im Verlauf der entwicklungsgeschichtlich bis zum Hodensack zurückzulegenden Wegstrecke beider Hoden.

hormonelle Fehlsteuerung

Ist deren Wanderung ins Skrotum bei der Geburt noch nicht beendet, wird sie in der Mehrzahl der Fälle jedoch in den ersten Lebensmonaten nachgeholt, so daß mit Ende des ersten Lebensjahrs schließlich nur noch bei knapp 2% aller männlichen Säuglinge ein behandlungsbedürftiger Hodenhochstand vorliegt.

Bleibt ein Hoden bei seinem physiologischen Abstieg ins Skrotum bereits zwischen unterem Nierenpol und innerem Leistenring stecken (sog. kryptorcher Hoden), ist er natürlich auch nicht zu tasten – im Gegensatz zum sog. Leistenhoden, der bei der Geburt bereits zwischen innerem und äußerem Leistenring liegt.

Gleithoden

Befindet sich der Hoden schon vor dem äußeren Leistenring und läßt sich mit Daumen und Zeigefinger in den Hodensack ziehen, gleitet aber, wenn er losgelassen wird, sofort wieder in seine Ausgangslage zurück (wegen des zu kurzen Samenstrangs), handelt es sich um einen Gleithoden, der operativ fixiert werden muß. Läßt sich dagegen ein Hoden an etwa gleicher Stelle (bei normal langem Samenstrang) spannungsfrei ins Skrotalfach verlagern und bleibt dort auch spontan für einige Zeit liegen, handelt es sich um einen sog. Pendelhoden, der keiner weiteren Behandlung bedarf.

GRH

Ist für beide noch nicht im Hodensack angekommene Hoden (z. B. infolge einer vorausgegangenen Operation) ein mechanisches Hindernis entlang ihrer Wegstrecke ins Skrotum mit Sicherheit auszuschließen, sollte mit Gonadotropinen (HCG), d. h. Hormonen aus der Hypophyse, die u. a. die Entstehung und Funktion der Keimdrüsen anregen bzw. steuern, und mit dem Gonadotropin-Releasing-Hormon (GRH) behandelt werden. Führt diese Therapie bei einem kryptorchen bzw. im Leistenkanal mechanisch zurückgehaltenen Hoden verständlicherweise nicht zum erwünschten Ziel, sollte die dann notwendige operative Verlagerung eines oder beider Hoden ins Skrotum mit entsprechender Fixation unbedingt bis zum Ende des zweiten Lebensjahres erfolgen, um eine sonst später mögliche Unfruchtbarkeit zu verhindern. Doch bereits zu diesem Zeitpunkt sind bei etwa 20% der (noch) nicht an typischer Stelle befindlichen Hoden nicht einmal mehr Vorstufen späterer Samenzellen zu erkennen. Außerdem entstehen in dystopen, d. h. nicht an normaler Stelle befindlichen Hoden annähernd 10% aller bösartigen Hodengeschwülste, wobei die Möglichkeit einer Krebsentstehung beim Leistenhoden etwa fünfmal und beim Bauchhoden sogar zwanzigmal größer ist als bei einem Hoden an normaler Stelle.

Die zumindest früher üblichen Gespräche in der urologischen Praxis »Herr Doktor, der Schularzt hat zu meinem Sohn gesagt, der eine Hoden sei nicht unten«, sollten im Zeitalter der wöchentlich in den Medien erscheinenden Gesundheitsmagazine eigentlich überholt sein!

> Normalerweise lassen sich bei einem Buben im warmen Wasser in der Badewanne beide Hoden leicht tasten. Solche frühen Kontrollen durch die Eltern sind sehr wichtig – nicht zuletzt im Hinblick auf die spätere Zeugungsfähigkeit ihres Sprößlings.

Teil IV: Prostata

Anatomie und Physiologie der Prostata

Der Ausdruck Prostata leitet sich von dem griechischen Wort *Prostates* ab, was soviel bedeutet wie »jemand, der vor etwas steht«. Eine normale Prostata läßt sich in Form und Größe etwa mit einer Kastanie vergleichen und liegt unmittelbar vor dem Blasenauslaß an der Unterseite der Harnblase ringförmig um die Harnröhre herum, »steht« demnach, vom Damm aus gesehen, »vor« der Blase – daher die Bezeichnung »Vorsteherdrüse«. Ihre Vorderseite ist der Schambeinfuge (Symphyse) und die Rückseite dem Mastdarm (Rektum) zugewandt, von dem sie nur durch eine Bindegewebeschicht, die sog. Denonvilliersche Faszie, getrennt wird, die auch als Barriere gegen das Eindringen eines Prostatakrebses in den Mastdarm wirkt.

Denonvilliersche Faszie

Die von einer fibrösen Kapsel umgebene Prostata besteht aus Drüsenschläuchen, elastischen Elementen, glatten Muskelfasern und Bindegewebe (fibromuskulärem Stroma) und setzt sich aus zwei verschiedenen Anteilen zusammen: Die *zentrale innere Zone* (25% des Prostatavolumens) mit etwa 50 bis 80 Einzeldrüsen, die mit eigenen Ausführungsgängen in unmittelbarer Nachbarschaft des Samenhügels in die Harnröhre münden, steht vorwiegend unter dem Einfluß weiblicher Geschlechtshormone, in erster Linie der Östrogene. Die *periphere äußere Zone* (75% des Prostatavolumens), die entwicklungsgeschichtlich mit den Hoden, Nebenhoden, Samenleitern, Samenblasen und dem Penis von der Pubertät ab den männlichen Geschlechtsorganen zuzuordnen ist, unterliegt dem Einfluß des in den Hoden gebildeten männlichen Geschlechtshormons Testosteron.

Die Prostata liefert mit ihrem dünnflüssigen, milchigen Sekret von leicht fischartigem Geruch, das Enzyme, Fette, Zucker und Mineralsalze enthält und das für die Fortbewegungsfähigkeit der Samenfäden (Spermien) erforderliche alkalische Milieu besitzt, den größten Teil der Samenflüssigkeit, die außerdem noch aus den Nebenhoden und Samenblasen kommt.

Durch Zusammenziehen der glatten Muskulatur der Prostata wird das Sekret bei der Ejakulation in die Harnröhre ausgetrieben, wo es sich mit den Sekreten aus den Samenleitern und Samenbläschen vermischt. Durch das Zusammenwirken mit den Kontraktionen von glatter und quergestreifter Muskulatur der Samenleiterampullen, der Samenblase und des Beckenbodens ist die Drüse an der mechanischen Komponente der Ejakulation beteiligt.

Bevor beim Orgasmus die Samenflüssigkeit (Ejakulat) über die Harnröhre ausgestoßen wird, ziehen sich der sog. innere Schließmuskel am Blasenauslaß und die glatten Muskelfasern der Prostata unwillkürlich zusammen und verschließen dadurch den Übergang der Harnröhre zur Blase hin. Die Ejakulation kann somit nur nach außen erfolgen.

Weil der Mastdarm der Prostata von hinten anliegt, läßt sich mit einem in den After eingeführten Finger ein relativ großer Bezirk der Vorsteherdrüse abtasten. Diese sog. rektale Palpation der Prostata kann im Rahmen der männlichen Krebsvorsorge einen wichtigen »Fingerzeig« für die frühzeitige Erkennung eines Tumors geben.

Medizinischer Rückblick

Die Vorsteherdrüse wird erstmals um 1538 von Andreas Vesalius beschrieben, dem größten Anatom des frühen Mittelalters. Lange Zeit war unbekannt, daß eine vergrößerte Prostata eine Harnabflußstörung verursachen kann. Dies wurde erstmals 1648 von Jean Riolan erwähnt und hängt wahrscheinlich damit zusammen, daß in früheren Zeiten nur wenige Männer ein Alter erreichten, in dem die Prostata bereits vergrößert war.

Über Jahrhunderte hinweg wurden Harnabflußstörungen und dadurch entstandene Blasensteine als zwei getrennte Krankheiten angesehen und behandelt. Deshalb konnte sich auch die Zunft der sog. Steinschneider – Wundärzte, die sich auf die Entfernung von Blasensteinen spezialisiert hatten – bis ins 18. Jahrhundert halten.

Als Anfang des 19. Jahrhunderts Jean Civiale, ein Chirurg aus Paris, zum erstenmal einen sog. Steinbohrer über die Harnröhre in die Blase einführte und damit Blasensteine so lange anbohrte, bis sie in kleine Teile zerfielen, erwies sich die Prostata als Hindernis für die Steinzange. Dies war der Anlaß, die vergrößerte Prostata mit einer geringgradig veränderten Steinzange, bei der ein Arm mit Hilfe von elektrischem Strom zum Glühen gebracht werden konnte, elektrisch durchzubrennen (Thermokauter).

Thermokauter

Billroth gelang dann 1869 in Wien, was zuvor für unmöglich gehalten worden war: die operative Entfernung einer vergrößerten

Prostata. Acht Jahre später demonstrierte Maximilian Nietze den ersten brauchbaren Blasenspiegel (Zystoskop), mit dem Harnröhre und Blase betrachtet werden konnten. Young in den USA schaffte dann 1912 die erste Steinzertrümmerung unter Sicht, und in den 20er Jahren entwickelten McCarthy und Stern (USA) ein Operationszystoskop, durch das die vergrößerte Vorsteherdrüse stückchenweise mit einer elektrischen Schneideschlinge abgetragen werden konnte (Resektionsinstrument) – eine Technik, die später von McCarthy und Nesbit weiterentwickelt wurde.

Altersbedingte Vergrößerung der Prostata

Die Prostata wiegt bei der Geburt nur 1 bis 2 g, ruht in ihrem Wachstum bis zur Pubertät und entwickelt sich dann unter dem Einfluß männlicher Geschlechtshormone (Androgene) relativ schnell zu einem funktionstüchtigen Organ mit einem Umfang von etwa 3 cm und einem Gewicht von 17 bis 20 g.

Weil die Menge der vorwiegend in den Hoden gebildeten Androgene mit zunehmendem Lebensalter abnimmt, die der hauptsächlich in der Nebennierenrinde gebildeten weiblichen Hormone (Östrogene) sich aber nicht verändert, entsteht etwa ab dem 40. Lebensjahr im Körper ein hormonelles Ungleichgewicht, das zumindest mitauslösend sein dürfte für die dann einsetzende Wucherung von gutartigem Gewebe in der Prostata.

Dabei bilden sich zuerst kleine, gerade mikroskopisch erkennbare Drüsenwucherungen um die Harnröhre. Dann wachsen bzw. vermehren sich in der inneren Zone der Prostata auch bindegewebige Strukturen und Muskelfasern und verdrängen die eigentliche Vorsteherdrüse zur Kapsel hin. Die Kapsel, der unter Einfluß männlicher Hormone stehende äußere Anteil der Prostata, schrumpft sogar noch etwas. Es kommt zu einer von Mann zu Mann individuell unterschiedlichen Größen- und Gewichtszunahme der Prostata (maximales Gewicht 200 bis 300 g). Diese hormonell bedingte Umbauphase erstreckt sich über einen Zeitraum von mindestens zwei Jahrzehnten, wobei die endgültige Größe der Prostata wesentlich vom letztendlich erreichten Lebensalter abhängt, somit im Einzelfall also nicht voraussehbar ist.

Schrumpfen der Kapsel

! Während in Europa und den USA etwa 90% der über 70 Jahre alten Männer eine BPH haben, liegt diese Zahl in Ländern wie Japan oder China deutlich unter 10%. Dieser Umstand wird in erster Linie auf die sehr unterschiedlichen Ernährungsgewohnheiten zurückgeführt.

Entzündung der Prostata (Prostatitis)

Vorweg sei festgestellt: Eine Entzündung der Prostata hat nichts mit Krebs zu tun. Von einer gutartigen Vergrößerung oder bösartigen Wucherung (Prostatakrebs) unterscheidet sie sich u. a. dadurch, daß sie bevorzugt jüngere Männer zwischen dem 20. und 40. Lebensjahr betrifft und relativ frühzeitig Mißempfindungen oder Schmerzen hervorruft.

Je älter ein Mann wird, desto mehr treten entzündungsbedingte Beschwerden gegenüber denjenigen durch eine BPH in den Hintergrund, obwohl die durch Sekretstau (infolge Verdrängung des eigentlichen Drüsengewebes zur Kapsel hin) entstandenen Entzündungsherde an Zahl sogar zunehmen.

Die Ursachen einer Prostataentzündung können vielfältig sein. Zu den seelischen Faktoren, die ein entzündliches Geschehen begünstigen, gehören u.a. Streß, familiäre und berufliche Überbelastung, aber auch Nervosität oder Angst.

Häufigster Auslöser einer akuten Prostatitis dürfte jedoch die längere Einwirkung von Nässe oder/und Kälte sein, also Unterkühlung jeglicher Art sowie kalte Füße, das Sitzen auf kalten Unterlagen, z. B. bei einer Rast während einer Bergtour, im kalten Sessellift oder auf der schattigen Sitztribüne eines Fußballstadions, das hastige Trinken eisgekühlter Getränke oder das Tragen einer nassen Badehose (Gift für die Prostata!). Auch ständiges Sitzen am Arbeitsplatz ist ein Risikofaktor.

Weitere Ursachen einer Prostatitis sind langwierige Harnwegsinfekte infolge von Harnabflußstörungen, z. B. durch narbige Einengungen (Strikturen), Geschwülste oder angeborene Fehlbildungen der Harnröhre, weiterhin mechanische Einwirkungen auf die Prostata, die zu einer Reizung und Sekretstauung führen, z. B. durch einen Dauerkatheter oder Erschütterungen der Prostata bei längeren Motorradfahrten oder Touren im Gebirge mit dem Mountainbike (vor allem beim Hinunterfahren) oder beim Reiten.

Erschütterung als Auslöser

Eine echte bakterielle Entzündung der Vorsteherdrüse entsteht hauptsächlich durch Kolibakterien, Streptokokken oder Staphylokokken, die von irgendeinem Infektionsherd im Körper streuen, z. B. vereiterten Kieferhöhlen, einer Furunkulose, einem chronisch entzündeten Blinddarm oder einem Gallenblasenempyem. Andererseits können Bakterien aus einem Entzündungsherd der vorderen Harnröhre auch einmal direkt (über die hintere Harnröhre) in die Drüsenausführungsgänge der Prostata gelangen, ebenso bei einer Entzündung der Nebenhoden (Epididymitis) über die Samenleiter oder bei entzündlichen Veränderungen im Bereich des Afters (Fisteln, Abszesse, entzündete Hämorrhoiden, Fissuren) über Lymphwege infolge der engen Nachbarschaft von Darm und Prostata. Bei Entzündungen der Nieren, Harnleiter oder Harnblase werden dagegen selten Bakterien oder andere Krankheitskeime direkt in die prostatische Harnröhre eingeschwemmt.

Akute Prostatitis

Eine akute Prostataentzündung geht einher mit allgemeinem Krankheitsgefühl, Schweißausbrüchen, Schüttelfrösten und hohem Fieber.

Die Beschwerden sind vielfältig und zeigen sich unter Umständen als Kältegefühl im Anal- und Genitalbereich, meistens jedoch als ziehende oder anhaltende Druck- bzw. Spannungsschmerzen im Dammbereich, die bis in die Hoden und Leistenregion ausstrahlen können. Sitzen ist oft fast unmöglich, jede Bewegung verstärkt die Schmerzen. Auch der Stuhlgang kann, ebenso wie der meist häufige Harndrang, äußerst schmerzhaft sein. Der Harnstrahl ist abgeschwächt und dünn, das Wasserlassen insgesamt erschwert, sogar ein Harnverhalt ist möglich.

Sind auch die Samenblasen betroffen, kann am Ende des Wasserlassens gelegentlich etwas Blut im Urin sein. Bei Mitentzündung der Harnröhre findet sich, vor allem morgens, oft ein gelblich-weißlicher Ausfluß mit typischen Flecken in der Unterwäsche (sog. Bonjour-Tropfen). Die meist nur schwer lokalisierbaren Schmerzempfindungen in der Lenden-, Leisten- oder Kreuzbeingegend können auch als Nierenkolik, Blinddarmentzündung, eingeklemmter Leistenbruch oder Bandscheibenschaden mißinterpretiert werden.

Bonjour-Tropfen

Doch nur bei etwa jedem dritten Mann mit Symptomen einer echten bakteriellen Prostatitis finden sich tatsächlich Bakterien im Mittelstrahlurin oder Prostatasekret. Letzteres durch Massage der meist hochgradig druckschmerzhaften Prostata zu gewinnen, ist häufig sehr schwierig oder sogar unmöglich.

Eine akute, unkomplizierte Prostatitis heilt unter Einhaltung von Bettruhe, ärztlich verordneten Antibiotika, wobei abschwellende Medikamente wie z. B. Tanderil deren Wirkung unterstützen, reichlich Flüssigkeitszufuhr (am besten warmer Tee), feuchtwarmen Packungen in der Blasengegend und heißen Sitzbädern (Ichthyol) meist in 10 bis 14 Tagen wieder aus. Wichtig ist dabei, für regelmäßigen und vor allem weichen Stuhlgang zu sorgen.

Chronische Prostatitis

Im Vergleich zur akuten Prostatitis tritt die chronische Form der Prostataentzündung, die sich über viele Jahre immer wieder mit wechselnden Beschwerden, aber auch mit längere Zeit beschwerdefreien Intervallen hinziehen kann, wesentlich häufiger auf. Manchmal verläuft diese Erkrankung bereits von Anfang an schleichend chronisch und wird dann mehr oder weniger zufällig entdeckt, z. B. anläßlich einer Untersuchung zur Prüfung der Zeugungsfähigkeit oder beim Auftreten von Ausfluß, bei Abklärung unklarer Kreuzschmerzen oder bei der Suche nach einem entzündlichen Streuherd im Körper.

Kreuzschmerzen

Typisch für die chronische Prostatitis ist ein Dauerdruck in der Blase, meist auch im After, vermehrter Harndrang, auf den hin sich aber meist nur wenige Milliliter Urin entleeren, erschwerter und oft schmerzhafter Stuhlgang, ein in seiner Intensität wechselnder Schmerz in der Leiste und ein bisweilen lästiges Kältegefühl um den Hodensack und After sowie an der Innenseite der Oberschenkel.

Bei akuter Entzündung tastet sich die Prostata meist prall elastisch und sehr druckschmerzhaft, bei chronischer Entzündung ist der Tastbefund dagegen unterschiedlich. Oft ist die Vorsteherdrüse dann schon narbig verändert, und durch Fingermassage läßt sich kein Sekret mehr gewinnen. Trotzdem sollte bei der chronischen Prostatitis immer – auch ohne die Möglichkeit einer bakteriellen Testung des Prostatasekrets – eine antibiotische Langzeitbehandlung versucht werden, weil infolge der im Verlauf einer chronischen Prostatitis entstandenen Gewebeveränderungen und Umbauprozesse bereits viele Drüsenausführungsgänge verschlossen sind und die dadurch entstehenden Mikroabszesse erneute Entzündungsschübe auslösen können.

Bei chronischer bakterieller Prostatitis werden mit Trimethoprim-Sulfamethoxazol (Bactrim) immerhin noch in etwa der Hälfte und mit Ofloxacin (Tarivid) bzw. Ciprofloxacin (Ciprobay) sogar in bis zu 90% der Fälle befriedigende Behandlungsergebnisse erzielt. Dies erscheint um so erstaunlicher, weil in der durch die chronische Entzündung bereits narbig veränderten Prostata die Durchblutung bereits so eingeschränkt ist, daß ein in Tablettenform zugeführter oder in die Blutbahn injizierter Wirkstoff eigentlich gar nicht mehr in einer für die Vernichtung der vorhandenen Keime ausreichenden Konzentration an den Wirkungsort gelangen kann.

Ofloxacin, Ciprofloxacin

Durchblutungsfördernde Mittel wie Ichthyol-Zäpfchen und vor allem lokale Wärmeanwendungen durch heiße Sitzbäder mit Ichthyol-Zusatz, Kurzwellenbestrahlungen, Moorbäder (mit der am tiefsten eindringenden und am längsten anhaltenden Wärmewirkung) sowie lokale Hyperthermie mit einem der vielen auf dem Markt befindlichen Überwärmungsgeräte sind speziell bei chronischer Prostatitis angezeigt, denn hier gilt die Devise: Warm, wärmer, am wärmsten!

Durch wiederholte Fingermassage der Prostata – was man mit einem dick mit Gleitmittel eingeschmierten Gummifingerling sogar selbst machen kann – läßt sich das in den Drüsenschläuchen gestaute Sekret weitgehend ausdrücken. Dadurch läßt auch der ansonsten meist ständig vorhandene, unangenehme Druck- und Spannungsschmerz um den After herum zumindest für eine gewisse Zeit nach. Der amerikanische Urologe A.M. Mitchel gab vor einigen Jahren folgende Empfehlung: »Zuerst heftig drücken wie beim Stuhlgang und dann ganz entspannen. Hierdurch wird der Afterschließmuskel in einen Entspannungszustand versetzt, der das Einführen des Zeige- oder Mittelfingers in den Enddarm erleichtert.

Dabei hat sich die bequeme Rückenlage im Bett als komfortabelste Stellung erwiesen. Die Beine werden in Richtung Zimmerdecke gestreckt, wobei es besonders bequem ist, sie dann z. B. an einem Kleiderschrank abstützen zu können.«

! Trotz der bei chronischer Prostatitis verringerten Libido und Potenz oder vielleicht auch »gerade deshalb« sollte möglichst häufig Geschlechtsverkehr stattfinden, weil dabei das kleine Becken und somit auch die Prostata stärker durchblutet und die gestaute Vorsteherdrüse durch den Orgasmus entstaut bzw. entleert wird.

Andererseits kann eine Entzündung der Prostata auch durch Geschlechtsverkehr hervorgerufen werden, wenn nämlich das Scheidensekret der Partnerin krankmachende Keime enthält, die dann von der Eichel des erigierten Penis über die Harnröhre in die Prostata hoch-

Pingpong-Infektion

wandern. Um die Möglichkeit einer sog. Pingpong-Infektion – bei der sich zwei Intimpartner immer wieder gegenseitig von neuem anstecken – weitgehend zu unterbinden, sollten unbedingt beide Partner untersucht und entsprechend behandelt werden.

Weiterhin ist bei chronischer Prostatitis für regelmäßigen und weichen Stuhl zu sorgen und Alkohol möglichst zu meiden. Eigentlich sollte jeder Mann mit chronischer Prostatitis selbst herausfinden, welche Getränke und Speisen ihm bekommen und welche seinem Wohlbefinden schaden. Blähende Kost, scharfe Gewürze, hochprozentige Alkoholika und vor allem eiskalte Getränke verstärken jedenfalls die Beschwerden.

Oft wird die Frage gestellt, ob für diese Erkrankung eine Behandlung in einem Sanatorium oder Heilbad sinnvoll wäre. Doch wer aus einer gewissen Bequemlichkeit heraus dazu neigt, seine Genesung weitgehend einer Kur zu überlassen, überschätzt deren Wirkung und ist anschließend um so enttäuschter, wenn sich die Hoffnung auf eine schnelle Heilung nicht erfüllt.

Die Wirkung einer Kur beruht sicher auf einer Summierung zahlreicher die Heilung begünstigender Faktoren, die dem Kranken in dieser Weise nicht im häuslichen Umfeld zur Verfügung stehen. Doch die bei chronischer Prostatitis bereits erfolgten degenerativen Umbauprozesse in der Prostata kann eben auch eine Kur nicht mehr rückgängig machen!

Lokale Hyperthermie

Mit warmen Sitzbädern (möglichst mit Ichthyol-Zusatz), Kurzwellenbestrahlungen, heißen Moorbädern – wobei heiße Vollbäder mit Naturmoor, wie sie u. a. in Bad Aibling oder Bad Kohlgrub angeboten werden, besonders zu empfehlen sind – und neuerdings auch mit lokalen Hyperthermie-Anwendungen ist zumindest eine wesentliche Besserung der subjektiven Beschwerden zu erreichen. Die größten Erfolgsaussichten hat natürlich eine möglichst frühzeitige Kurbehandlung, die konsequent 3 bis 4 Wochen durchgeführt und regelmäßig einmal im Jahr wiederholt werden sollte.

Die Frage, ob durch einen operativen Eingriff, d. h. eine annähernd komplette Entfernung des entzündlich veränderten Prostatagewebes, eine chronische Prostatitis noch vollständig ausheilen kann, muß leider verneint werden. Eine spürbare Verbesserung der subjektiven Beschwerden ist jedoch sicher dadurch zu erreichen.

Ist die Prostata altersbedingt bereits vergrößert und dadurch keine vollständige Blasenentleerung mehr möglich, d. h., nach jedem Wasserlassen bleibt Urin in der Blase zurück (Restharn), ist die Beseitigung dieses Harnabflußhindernisses durch eine Operation dringend erforderlich, besonders wenn – wie in solchen Fällen relativ häufig – der Restharn bereits bakteriell infiziert ist. Infizierter Restharn läßt sich nämlich selbst bei vorübergehend eingelegtem Dauerkatheter kaum mehr durch einen »Antibiotikastoß« ausheilen. Um dies meinen Patienten glaubhaft zu machen, wählte ich einen drastischen Vergleich: Schmeißfliegen (Bakterien) auf einem Misthaufen (infizierter Restharn) sind nur wegzubekommen, wenn der gesamte Misthaufen verschwindet.

Die Frage, ob aus einer Prostatitis später ein Prostatakrebs entstehen kann, ist eindeutig zu verneinen. Falls bei einem Mann gleichzeitig oder kurz hintereinander eine Prostatitis sowie ein Prostatakrebs diagnostiziert werden, handelt es sich um ein rein zufälliges und bei schon fortgeschrittenem Alter des Betroffenen höchstens dadurch begünstigtes Zusammentreffen zweier voneinander unabhängiger Erkrankungen.

Vorbeugungsmaßnahmen gegen eine Entzündung der Prostata

Jeder Mann kann selbst dazu beitragen, eine Prostatitis zu verhindern. Besonders wichtig ist, sich vor Unterkühlungen zu schützen. Vermeiden Sie deshalb kalte Füße, das Sitzen auf kalten Steinen oder Bänken, einen längeren Aufenthalt in zugigen Räumen oder Orten mit Klimaanlage. Besonders das Tragen nasser Badekleidung ist – wie schon erwähnt – Gift für die Prostata.

! Immerhin bekommen 5–10% aller Männer nach einem ausgedehnten Bade- oder Surfurlaub eine Prostatitis. Besonders ein Surfanzug, der wie eine feuchte, unbelüftete Kammer wirkt, und dazu vielleicht noch eine kalte Brise verfehlen selten ihre »Wirkung«!

Sitzheizung

Wer bei kalter Witterung mit dem PKW zur Arbeit fährt und hierfür nur einige Minuten benötigt, sollte zwar sofort die Sitzheizung einschalten, aber keinesfalls die Autoheizung; denn diese würde in der kurzen Zeit nur kalte Luft an die »empfindlichen Stellen« blasen.

Salzige und blähende Speisen, scharfe Gewürze, Kaffee (Röstreizstoffe), Nikotin, hochprozentiger Alkohol und direkt aus dem Kühlschrank entnommene oder mit Eiswürfeln gekühle Getränke sind bei bereits bestehender Prostatitis zu meiden. Gerade der Genuß kalter

Getränke führt reflektorisch zu Gefäßverengungen im kleinen Becken und kann dadurch meist unmittelbar zu Beschwerden in der Prostata führen.

Bakterienstreuherde im Körper wie z. B. kariöse Zähne, chronisch entzündete Gaumenmandeln oder Nasenneben- bzw. Stirnhöhlenentzündungen sollten umgehend saniert werden, genauso wie entzündliche Veränderungen am Enddarm wie z. B. äußere oder innere Hämorrhoiden, weil von dort Bakterien relativ leicht über Lymphbahnen in die Prostata gelangen.

Kongestion (Schwellung) der Prostata

Die Prostatakongestion, auch Prostatodynie genannt, eine häufige Begleiterscheinung der benignen Prostatahyperplasie (BPH), kann infolge ihrer druckschmerzhaften, teigig-ödematösen Konsistenz Beschwerden beim Wasserlassen, ein dumpfes Druckgefühl im Dammbereich, Ziehen in den Hoden und Nebenhoden sowie Schmerzen im Penis und in den Leisten auslösen.

! Gelegentlich kommt es auch zu nächtlichen Erektionen, die durch die Schwellung der Prostata (häufiger noch durch eine volle Blase) ausgelöst werden und nach dem Wasserlassen wieder verschwinden. Trotzdem wird dieses Phänomen von so manchem Senior als »Wiedererwachen« seines Geschlechtstriebs gedeutet oder – besser gesagt – verkannt.

»Johannistrieb«

Der Volksmund nennt dies auch »Johannistrieb«, der tatsächlich schon den einen oder anderen älteren Witwer zum Erstaunen seiner näheren Umgebung noch einmal zum Traualtar getrieben haben soll!

Bei der Prostatakongestion ist die Vorsteherdrüse durch eine Sekretstauung angeschwollen, wie dies infolge seltener oder fehlender Orgasmen bzw. Ejakulationen beim sog. psycho-vegetativen Urogenitalsyndrom der Fall sein kann.

Auch bei extremem Bewegungsmangel kann eine Kongestion der Prostata entstehen. Bei überwiegend sitzender Tätigkeit sollte man sich deshalb zwischendurch öfters »die Füße vertreten« und nach der Arbeit ausgedehnte Spaziergänge machen oder joggen. Denn durch die beim Laufen sich abwechselnd zusammenziehenden Beckenmuskeln wird die geschwollene Prostata gewissermaßen »ausgemolken«.

Das sogenannte anogenitale Syndrom

Entzündlich veränderte äußere oder innere Hämorrhoiden, Einrisse der Schleimhaut im Analbereich (Analfissuren) bzw. Analfisteln oder Ekzeme können ähnliche Mißempfindungen hervorrufen wie eine Entzündung der Prostata (Prostatitis). Die Beschwerden treten dann typischerweise vor allem beim Stuhlgang auf, wobei dem Stuhl gelegentlich etwas hellrotes Blut aufgelagert ist.

Ein im Enddarmbereich lokalisiertes Grundleiden sollte von einem Proktologen (Spezialist für Darmkrankheiten) oder zumindest einem mit den Erkrankungen des Enddarms besonders erfahrenen Arzt für Allgemeinmedizin oder einem Chirurgen behandelt werden.

Wichtigste Vorbeugungsmaßnahme ist eine sorgfältige und vor allem regelmäßige Analhygiene. Der Stuhl sollte möglichst immer weich sein, weil durch harten Stuhl eine Analfissur entstehen kann. **Analhygiene**

Das psycho-vegetative Urogenitalsyndrom

Vegetative Regulationsstörungen, d. h. Störungen willentlich nicht beeinflußbarer Vorgänge im Körper, können praktisch alle Organe betreffen. Wahrscheinlich hat jeder Organismus gewisse Schwachstellen, die bei einer vegetativen Fehlsteuerung besonders betroffen sind. Dies würde erklären, warum unter dem Einfluß bestimmter Störfaktoren der eine über nervöse Herzbeschwerden klagt, mancher einen Kloß im Hals verspürt oder sich mit Magenproblemen plagt und wieder ein anderer Unterleibsbeschwerden hat.

Daß die Psyche des Mannes auch in der Prostata »beheimatet« sein kann, darüber hat E. Bieck sich bereits 1912 Gedanken gemacht.

> Der Anteil psychosomatisch bedingter Erkrankungen in der Praxis eines niedergelassenen Urologen liegt bei rund 30%, wobei die bei einer Kongestion der Prostata vorhandenen Beschwerden meist als Prostataneurose, Prostatopathie oder sog. psycho-vegetatives Urogenitalsyndrom bezeichnet werden. Bei Männern ist dies wahrscheinlich die häufigste psychosomatische Störung im Urogenitalbereich, vorwiegend im Alter zwischen 20 und 45 Jahren – also in einem Lebensabschnitt, der nicht selten mit Streßsituationen, Leistungsdruck, Überforderung und Partnerschaftsproblemen belastet ist.

Das Erscheinungsbild beim sog. psycho-vegetativen Urogenitalsyndrom ist oft nicht von dem einer chronischen Prostatitis zu unterscheiden; doch ersterem liegt keine bakterielle Entzündung zugrunde und natürlich auch keine von psychisch labilen Männern gelegentlich herbeigeredete Vorstufe eines Prostatakrebses.

Schmerzen in den Hoden können allerdings allein schon durch zu eng anliegende Hosen oder durch längere Autofahrten entstehen und Schmerzen in der Leiste und im Samenstrang (mit Ausstrahlung in die Hoden) auch einmal Folge einer Bandscheibenerkrankung sein.

Bei den beim psycho-vegetativen Urogenitalsyndrom auftretenden Beschwerden werden Phytopharmaka, d. h. pflanzliche Wirkstoffe, infolge ihrer allgemein abschwellenden Wirkung als besonders angenehm empfunden, ebenso verschiedene Wärmeanwendungen wie heiße Sitzbäder mit Ichtyol-Zusatz oder – besser noch – heiße Moorvollbäder. Auch Psychopharmaka können hilfreich sein.

Arzt-Patient-Gespräch

Ein psychotherapeutisches Arzt-Patient-Gespräch über mögliche unbewußte seelische Konflikte sollte in der Behandlungsskala jedoch immer an vorderer Stelle stehen. Nach Ausschluß bakterieller Entzündungen sind Antibiotika natürlich fehl am Platz, schon allein deshalb, um den Betreffenden nicht auf eine Organerkrankung zu fixieren, die er gar nicht hat.

Bei der Auflistung der psychosomatisch bedingten Störungen des Mannes im Urogenitalbereich muß auch die heutzutage schon bei jüngeren Männern relativ häufig vorhandene psychogene Impotenz bzw. erektile Dysfunktion erwähnt werden.

Erektile Dysfunktion – Impotenz

In Deutschland leiden etwa 6 bis 8 Millionen Männer, davon ungefähr 3 Millionen im zeugungsfähigen Alter, an zeitweise oder ständig behandlungsbedürftigen Erektionsstörungen; weltweit sind es schätzungsweise 170 Millionen. Verheiratete klagen weniger über dieses Problem als unverheiratete Partnergebundene und letztere weniger als Partnerlose mit nur gelegentlichen Kontakten.

Eine erektile Dysfunktion bzw. Impotenz hat in bis zu 80 % der Fälle organische Ursachen wie Durchblutungsstörungen in den Schwellkörpern des Penis, innere Verletzungen nach operativen Eingriffen oder Brüchen im kleinen Becken, Schlaganfall, Parkinsonsche Erkrankung, multiple Sklerose, Querschnittslähmung, erhöhten Fettgehalt des Blutes (Hyperlipidämie), Zuckerkrankheit (Diabetes mellitus), die Einnahme bestimmter Medikamente, z. B. Präparate gegen Bluthochdruck oder Psychopharmaka, übermäßigen Alkohol- oder Nikotinkonsum.

Psychische »Auslöser« einer erektilen Dysfunktion sind Männern mit Erektionsstörungen oft gar nicht bewußt. Dies können sog. Berührungs- oder Versagensängste sein, Hemmungen, Depressionen, Schuldgefühle durch Untreue gegenüber dem Partner oder Ablehnung durch diesen und vieles mehr. Auch permanente körperliche oder psychische Überforderung und die u. U. daraus resultierende Frustration im beruflichen und privaten Leben können eine erektile Dysfunktion auslösen. Aus Scham werden solche Probleme meistens weder gegenüber der Partnerin noch beim Arzt offen ausgesprochen. Eher wird »die Flucht nach hinten angetreten«, indem die Leistungsanforderungen an sich selbst noch weiter erhöht und Zuflucht in zusätzliche Beschäftigungen gesucht werden.

permanente Überforderung

Andererseits erkennen erstaunlich viele Männer mit erektiler Dysfunktion einen Zusammenhang zwischen der bestehenden Erektionsstörung und einer sie belastenden Veränderung im persönlichen Umfeld. Dies können z. B. sein: das Auflösen einer Partnerbeziehung, Eingehen neuer sexueller Beziehungen, Familienstreitigkeiten oder auch berufliche Schwierigkeiten.

! Männliche Sexualität wird in den Medien oft mit unrealistischen Leistungsnormen verknüpft, was bei vielen Männern hinsichtlich ihrer sexuellen Vitalität oft zu hohe und somit falsche Erwartungshaltungen hervorruft. Besonders Männer mit wesentlich jüngeren Frauen fühlen sich dann entweder »sexuell überfordert« oder sind enttäuscht, verunsichert und entmutigt, wenn sich ihre übersteigerten Erwartungen im Liebesleben nicht erfüllen lassen.

Ältere Männer mit höherem Testosteronspiegel sind in der Regel sexuell aktiver als solche mit niedrigem Spiegel. Es wäre aber nicht nur falsch, sondern sogar gefährlich, sich deshalb mit dem männlichen Geschlechtshormon Testosteron »dopen« zu wollen. Hierbei sei an einen früheren Ausspruch von Julius Hackethal erinnert: »Ein ruhendes Haustier wie der sog. latente Prostatakrebs bei älteren Männern kann sich durch Testosteron (in Form von Tabletten oder Spritzen) u. U. schnell in ein wildes Raubtier verwandeln!«

Zahlreiche im Alter zunehmende Beschwerden des Mannes wie Müdigkeit, Konzentrationsschwäche, Nachlassen der Produktivität und Aktivität, nachlassende Muskelkraft, erhöhte Reizbarkeit, Depres-

In den USA hat Viagra seit der Zulassung durch die FDA Ende März 1998 bei Potenzmitteln bereits einen Marktanteil von 94 % erreicht; die Pfizer-Aktie verzeichnete in Jahresfrist einen Wertzuwachs von 163 %. Analysen der Wall Street kalkulierten für 1998 mit einem Umsatz von 300 Millionen Dollar und gingen davon aus, daß die blaue Pille Milliardenumsätze erzielen wird.

Sildenafil So ist Viagra (Wirksubstanz Sildenafil) als »Power- bzw. Potenz-Pille« längst in aller Munde, weil sie eben »aus schwächelnden Männern wieder feurige Casanovas« (»Bunte« 24/98), ja sogar »dauererigierte Sexprotze« (Susanne Weingarten im »Spiegel«) mit »stiermäßigem Kanonenrohr« (»Stern 24/98) machen soll! Alice Schwarzer meint allerdings, daß Viagra lediglich den männlichen Narzißmus fördern werde: »Jedes Würstchen ein Tarzan.«

Die vom Pharmakonzern Pfizer ursprünglich in der Herz-Kreislauf-Forschung als Anti-Bluthochdruck-Mittel erprobte Substanz Sildenafil verursachte als »Nebenwirkung« eben starke Erektionen, weil sie auf die glatten Muskelzellen des Penis-Schwellkörpers eine erschlaffende (muskelentspannende) Wirkung hat und es dadurch zu einem verstärkten arteriellen Bluteinstrom bis zur Erektion kommt. Viagra (Sildenafil) hat jedoch keinen Einfluß auf Vorgänge im männlichen Gehirn wie sexuelle Erlebnisfähigkeit oder Libido, ist also kein Aphrodisiakum und damit auch kein Medikament zur Luststeigerung.

Doch weil es ohne sexuelle Erregung (im Kopf) eben auch zu keiner Gliedsteife kommt, wird derjenige, der sein Sexualleben von Liebe, Zärtlichkeit und Sinnlichkeit abkoppelt, sein Glück auch nicht mit der kleinen blauen Pille kaufen können!

Viagra (Sildenafil) wirkt aber bei einer nicht unerheblichen Prozentzahl von Männern, deren Impotenz Folge ist von Durchblutungsstörungen, Bluthochdruck, Rückenmarksverletzungen, Teil-Querschnittslähmung, Diabetes oder einer radikalen Prostatektomie oder Zystektomie – vorausgesetzt, Penis-Schwellkörper und Nervenleitungen sind noch intakt. Beginn der Wirkung ist durchschnittlich nach 25 Minuten, maximale Wirkspiegel werden nach ca. 60 Minuten erreicht. Viagra sollte deshalb ca. eine Stunde vor dem Geschlechtsverkehr eingenommen werden.

Sicher wird Viagra in Zukunft nicht auf Chipkarte erhältlich sein für gesunde Männer, die nur öfter Sex haben wollen. Die hierfür anfallenden Kosten werden gesetzliche und private Krankenkassen nur dann übernehmen, wenn diese Pille vom Arzt verordnet wurde (z. B. für jüngere, insulinpflichtige Diabetiker, jüngere MS-Patienten, Querschnittsgelähmte mit noch erhaltener Sensibilität und Libido oder für Krebskranke nach einer Radikaloperation ihrer Prostata oder Harnblase). Anderenfalls kämen auf die Krankenkassen schnell zweistellige Milliardenbeträge zu – für die in Deutschland geschätzten 7,5 Millionen Männer mit erektiler Dysfunktion wären dies bei einer Koitusfrequenz von durchschnittlich nur einmal pro Woche (mit Hilfe 1 Tablette Viagra für ca. 20 Mark) bereits 7,5 Milliarden Mark pro Jahr!

Die gleichzeitige Einnahme von Nitropräparaten (z. B. Nitroglyzerin, Isosorbiddinitrat etc.) und Stickstoffmonoxid-Donatoren (z. B. Molsidomin, Nitroprussidnatrium etc.) zusammen mit Viagra ist absolut kontraindiziert!

Weitere Kontraindikationen sind: Schwere Herz-Kreislauf-Erkrankungen wie instabile Angina pectoris oder schwere Herzinsuffizienz, kürzlich erlittener Schlaganfall oder Herzinfarkt, Hypotonie (Blutdruck <90/50 mmHg), schwere Leberinsuffizienz und bekannte erblich bedingte degenerative Netzhauterkrankungen.

! Herzkranke, die nitrathaltige (gefäßerweiternde) Herzmittel bzw. Nitrospray nehmen oder ältere Männer mit Hirndurchblutungsstörungen oder Störungen des Augenhintergrunds sollten also Viagra besser nicht nehmen, weil dann der Blutdruck absinkt und die Herzkranzgefäße weniger durchblutet werden, im schlimmsten Fall sogar ein Herzinfarkt oder Schlaganfall drohen kann.

Nebenwirkungen von Sildenafil

Bekannteste Nebenwirkungen von Viagra sind Kopfschmerzen (16 %), anfallsweise Gesichtsrötungen (11 %), verstopfte Nase (5 %), Störungen der Rot-Grün-Unterscheidung (Vorsicht an Verkehrsampeln!) sowie verstärkte Lichtempfindlichkeit (3 %). Diese Nebenwirkungen werden von der Herstellerfirma sowie verschiedenen bekannten Urologen als ungefährlich eingeschätzt. Gesicherte Langzeitergebnisse von Viagra fehlen natürlich noch. Von den bis Juli 1998 in den USA in Zusammenhang mit Viagra bekannt gewordenen 16 Todesfällen hatten neun Männer eine nachgewiesene Herz-Kreislauf-Erkrankung und drei gleichzeitig Viagra und Nitroglycerin eingenommen.

Zur wirksamen Behandlung einer organisch bedingten erektilen Dysfunktion stehen jedoch auch noch verschiedene andere Medikamente sowie mechanische Erektionshilfen zur Verügung.

Schwellkörperautoinjektionstherapie

Die Schwellkörperautoinjektionstherapie (SKAT) ist seit Mitte der 80er Jahre die am meisten verbreitete Behandlungsform der erektilen Dysfunktion. Hierfür kommt jeder Mann mit erektiler Dysfunktion in Frage, vorausgesetzt, er ist weder alkohol- noch drogensüchtig, besitzt ausreichende Geschicklichkeit, die Schwellkörperinjektion selbst durchzuführen, weist keine Herzinsuffizienz, Lebererkrankung oder Insuffizienz der Hirnblutgefäße und keine schweren Gerinnungsstörungen auf. Außerdem muß ein solcher Mann in der Praxis oder Klinik auf die probeweise injizierte Dosis einer gefäßaktiven Substanz zumindest etwa 15 Minuten mit einer angedeuteten Gliedsteife (semirigide Erektion) reagieren. Nur dann darf davon ausgegangen werden, daß er unter häuslichen Bedingungen mit entsprechender Stimulation eine zum Verkehr ausreichende Erektion zustandebringen wird. 20–30% der Männer bekommen nach Injektion von gefäßaktiven Substanzen (früher Papaverin/Phentolamin, jetzt Alprostadil) keine befriedigende Erektion. Folgende Komplikationen können bei der SKAT auftreten: Blutdruckabfall, Schwindel, Gesichtsröte, in Krampfadern ein gewisses Spannungsgefühl, Schmerzen und Blutungen bei der Injektion, Infektionen und später Vernarbungen an der Einstichstelle und/oder dem Schwellkörpergewebe.

Komplikationen der SKAT

Nach der Testinjektion einer gefäßaktiven Substanz ist eine auf über 3 Stunden verlängerte Erektion (Priapismus) die häufigste und am meisten gefürchtete Nebenwirkung, wobei das Priapismusrisiko bei Alprostadil um das über Zehnfache niedriger ist als bei Papaverin/Phentolamin.

> Bei der SKAT liegt Prostaglandin E1 (Alprostadil) mittlerweile weltweit an erster Stelle und ist in den meisten Ländern für die Indikation »erektile Dysfunktion« als Viridal (Hoyer), Caverject (Pharmacia/Upjohn) oder Edex bzw. Virilan (Schwarz Pharma AG) offiziell zugelassen.

In den USA wird Alprostadil als MUSE *(medicated urethral system for erection)* in Form eines Mini-Suppositoriums direkt in die Harnröhre eingeführt.

Nach amerikanischen und europäischen Studien beträgt die durchschnittliche Wirksamkeit von Alprostadil (20 mg) 92%, die von MUSE (bis 1000 µg) dagegen nur 50%.

Vakuumsaugpumpe als Erektionshilfesystem

Männer, bei denen die Schwellkörperinjektion einer gefäßaktiven Substanz zu keiner ausreichenden Erektion des Glieds geführt hat und die aus irgendwelchen Gründen eine bereits erfolgreiche SKAT-Behandlung wieder abgebrochen haben, sind natürlich weiterhin an einer möglichst einfachen und risikoarmen Behandlung ihrer Erektionsstörung interessiert. Für sie könnte die Vakuumerektionspumpe eine interessante und vor allem preiswerte Alternative sein.

Ein solches Gerät besteht aus einem Plexiglaszylinder, auf den ein Gummikonstriktionsring gespannt wird. Eine Handpumpe erzeugt dann im Zylinder einen Unterdruck von 170 bis 250 mmHg, der eine venöse Füllung des Schwellkörpers hervorruft und damit eine Erektion erzeugt. Ist diese erreicht, wird der Gummiring auf die Penisbasis abgestreift, das Vakuum abgelassen und der Zylinder entfernt (Abb. 25). Eine solche Vakuumerektionspumpe hat in Deutschland eine Akzeptanz von nur etwa 25%, obwohl die Erfolgsquoten bezüglich der Erzeugung einer Erektion bei 70 bis 95% liegen. Doch ein solch erektionsähnlicher Zustand, wie er mit der Vakuumpumpe zu erzielen ist, reicht bei einigen Männern eben nicht aus für einen regelrechten Geschlechtsverkehr. Verständlicherweise wird auch die erforderliche Vorbereitungszeit mit der Vakuumpumpe oft als störend und »unerotisch« empfunden.

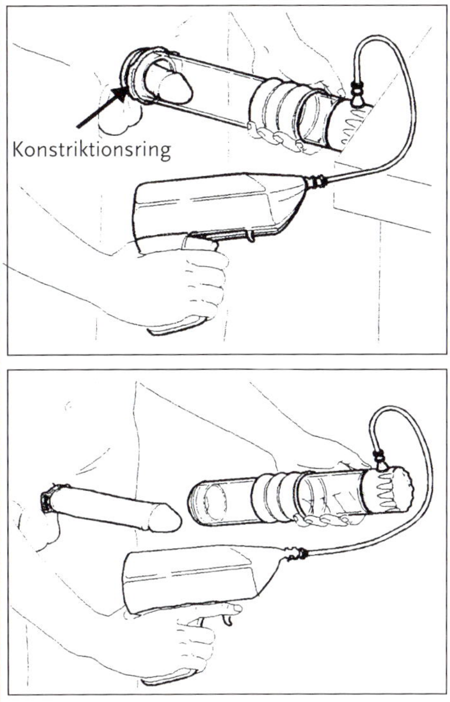

H.H. Knispel/R. Schmedemann: Erektile Dysfunktion, in: Blickpunkt Medizin, Pharmacia & Upjohn

Abb. 25 Vakuumpumpenbehandlung bei erektiler Dysfunktion. Anlegen der Pumpe (oben) und Abnehmen der Pumpe (unten)

Penisprothese

Die Implantation einer Penisprothese ist für manche Männer mit organischer Impotenz oft die letzte Chance, sei es, daß sie nach Injektion vasoaktiver Substanzen in die Schwellkörper nur eine unzureichende Erektion bekommen, gefäßchirurgische Maßnahmen

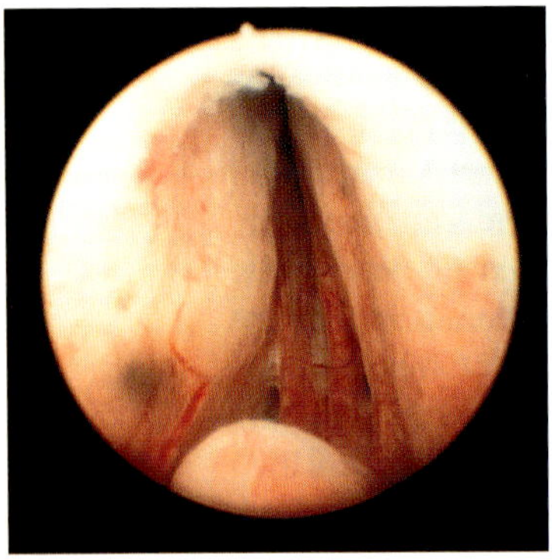

Abb. 26 Endoskopischer Blick in die prostatische Harnröhre mit Samenhügel (im Vordergrund) und Vorwölbung der beiden Prostataseitenlappen

spricht. Die Harnröhre hat man sich dabei als Schlauch vorzustellen, der zentral durch die »Frucht« hindurch verläuft. Erschwert eine Zunahme des »Fruchtfleisches« um die Harnröhre herum die Blasenentleerung oder macht diese sogar unmöglich, muß die BPH mit einer durch die Harnröhre eingeführten elektrischen Schlinge scheibchenweise abgehobelt (transurethrale Resektion der Prostata, TUR-P) oder durch die eröffnete Harnblase aus der »Orangenschale« herausgeschält werden (Adenomektomie). Bei einer von der Schale ausgehenden bösartigen Veränderung der Prostata müssen Fleisch und Schale immer zusammen entfernt werden (radikale Prostatektomie).

Symptome der BPH

»Männer sind so lange stolz, wie sie im hohen Bogen über einen Zaun pinkeln können« (Mark Twain).

Eine gutartige Vergrößerung der Prostata verursacht im Anfangsstadium noch keine oder höchstens minimale Beschwerden. Vielleicht muß ein Mann um die 50 dann tagsüber etwas häufiger auf die Toilette gehen, dafür aber nachts höchstens einmal – und dies nur bei vermehrter abendlicher Flüssigkeitszufuhr.

Das erste Anzeichen für einen durch Vergrößerung der Prostata – also eine BPH – bereits eingeengten Blasenhals und dadurch leicht behinderten Harnfluß ist ein verzögerter Miktionsbeginn, d.h. ein schon etwas gehemmter Harnstrahl, der nicht mehr so spontan austritt wie in jüngeren Jahren und bereits etwas schwächer und dünner ist.

Oft kann es schwierig sein, den tatsächlichen Krankheitswert einer vergrößerten Prostata richtig einzuschätzen, denn die Größe der Prostata allein ist nicht ausschlaggebend für die tatsächlich vorhandenen Beschwerden beim Wasserlassen, wie häufiger Harndrang, verzögerter Start, »Harnstottern«, abgeschwächter und/oder dünnerer Harnstrahl mit Nachträufeln, was Wilhelm Busch trefflich beschrieben hat: »Und in aller Seelenruh pinkelt er auf seine Schuh.«

Nach Ansicht des früher in Homburg/Saar wirkenden bekannten Urologen Prof. Alken bleiben etwa 50% aller Männer Zeit ihres Lebens »Prostataträger«, d. h., sie bekommen zu keinem Zeitpunkt behandlungsbedürftige Beschwerden durch ihre Prostata. Die anderen

50% werden zu »Prostatakranken« und benötigen später einmal medizinische Hilfe wegen ihrer Prostatabeschwerden.

Wer nachts mehrmals die Toilette aufsuchen muß und statt der Gartenhecke nur noch die Schuhe »trifft«, sollte zum Arzt gehen. Für die meisten Männer reicht eine medikamentöse Behandlung aus. Letztlich müssen nur 20 bis 25% aller »Prostatakranken«, also 10 bis 12% aller Männer, an der Prostata operiert werden.

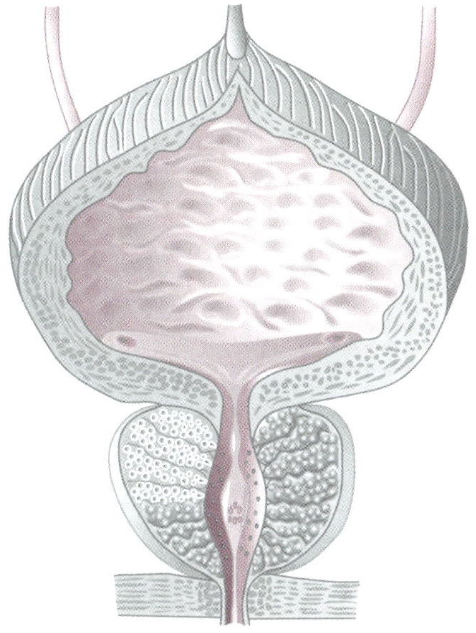

Abb. 27 Normal große Prostata und weite Harnröhre

Auswirkungen der BPH auf die Lebensqualität

Gemäß einer schottischen Studie an 1627 Männern mit BPH im Alter zwischen 40 und 79 Jahren beeinträchtigt die BPH die Lebensqualität in folgendem Ausmaß:

30%	schränken die Flüssigkeitszufuhr vor einer Reise ein.
35%	trinken vor dem Schlafengehen nichts mehr.
21%	können nicht 2 Stunden ohne Unterbrechung fahren.
28%	haben aufgrund der Nykturie nicht genügend Schlaf.
32%	meiden Plätze ohne Toilette.
13%	können nicht an Sportveranstaltungen teilnehmen.
15%	Vermeiden es, in ein Kino, ein Theater oder in die Kirche zu gehen, aus Angst, keine Toilette aufsuchen zu können.

Tab. 5

W. Vahlensieck hat vor einigen Jahren eine Stadieneinteilung der BPH nach den dabei auftretenden subjektiven Symptomen entworfen. Sie kann hilfreich sein bei der Entscheidungsfindung, welche Behandlung im gegebenen Fall durchgeführt werden soll.

- *Stadium I:* Tastbare Vergrößerung der Prostata ohne Beschwerden beim Wasserlassen. Diese Männer benötigen keine Behandlung, sollten sich aber einer jährlichen Vorsorgeuntersuchung unterziehen.
- *Stadium II:* Verzögerter Miktionsbeginn, leichte Abschwächung des Harnstrahls, zeitlich verlängerte Miktion mit gelegentlichem Nachträufeln, aber noch kein Restharn. Häufigerer Harndrang während des Tages und auch nachts (ein- bis zweimal). Mit Phytopharmaka lassen sich diese Beschwerden noch in den meisten Fällen lindern.
  Bei Verschlechterung der Symptomatik sonographische (Ultraschall-) Restharnkontrollen ratsam, ansonsten jährliche Untersuchungen.
- *Stadium III:* Ständige Miktionsprobleme und das Gefühl einer unvollständig entleerten Blase, ansonsten gleiche Symptomatik wie im Stadium II.
  Beginnender Restharn, der die Entstehung von Harnwegsinfektionen und eine Steinbildung fördert. Ein kompletter Harnverhalt ist möglich.
- *Stadium IV:* Ständiges Harntröpfeln infolge einer sog. Überlaufblase mit Stauung der oberen Harnwege.

Balkenblase – Überlaufblase – Restharn

Auf eine chronische Harnabflußbehinderung, z. B. durch eine nicht beseitigte BPH kann die Harnblase folgendermaßen reagieren:

- Entweder entwickelt sich eine sog. Balkenblase, bei der die Muskelfasern der Blasenwand infolge ihrer ständig vermehrten Kraftentfaltung gegen den erhöhten Blasenauslaßwiderstand so an Umfang zunehmen, daß sie schließlich als »Balken« unter der Blasenschleimhaut erscheinen und sich die Schleimhaut ballon- bzw. divertikelartig durch die verdickten Muskelfasern hindurchstülpt.
- Oder die einzelnen Muskelfasern der Blasenwand überdehnen sich bei dem ständigen Ankämpfen gegen den erhöhten Auslaßwiderstand am Blasenhals, so daß sich die Harnblase zunehmend in einen dünnwandigen »Sack« verwandelt, der nicht mehr die Kraft aufbringt, den in ihm angesammelten Harn auch nur noch annähernd vollständig zu entleeren. Der in der erschöpften Blase verbleibende Restharn ist dann der beste Nährboden für rezidivierende Harnwegsinfekte und die Entstehung von Blasensteinen.

Doch selbst eine so überforderte Harnblase wie bei der BPH im Stadium IV verursacht bei manchen älteren Männern kaum Beschwerden. Diese sind oft sogar der Ansicht, noch normale Blasenentleerungen zu haben, klagen allerdings schon häufig über unfreiwillige Harnabgänge, besonders nachts, weil dann der durch unwillkürliche Körperbewegungen im Schlaf ansteigende Druck im Bauchraum und damit in der Blase Urin aus der überfüllten Blase herauspreßt.

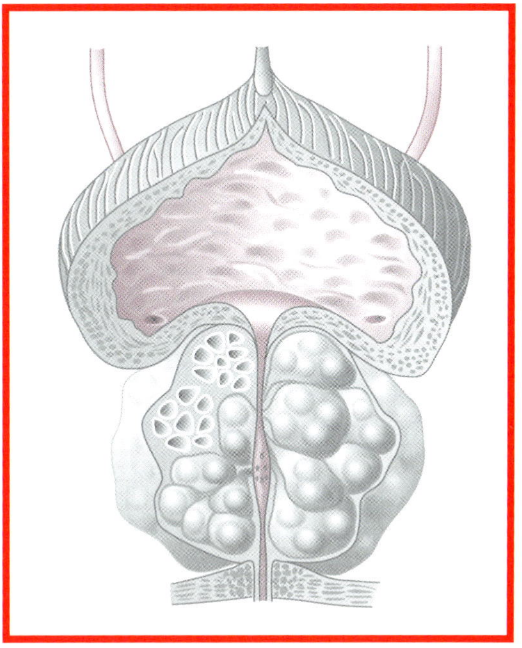

Abb. 28 Sehr großes Prostataadenom mit Einengung der Harnröhre

! Wird eine solche übervolle Blase nicht rechtzeitig entlastet, überträgt sich der in ihr aufgebaute hohe Druck bis in die Nieren und kann deren Funktion schließlich so stark beeinträchtigen, daß die im Körper anfallenden harnpflichtigen Stoffwechselendprodukte nicht mehr vollständig ausgeschieden werden, somit deren Konzentration im Blut ansteigt (Azotämie).

Aber auch die dann zunehmende Harnvergiftung verursacht meist noch keine Schmerzen, sondern nur Appetitlosigkeit und ständigen Durst, kurzum allgemeines Unwohlsein.

Eine über viele Wochen, manchmal sogar Monate überdehnte Blase wird sich selbst nach einer Entdehnungsbehandlung durch einen Dauerkatheter oder eine suprapubische Blasenfistel (Cystofix) nur selten so weit erholen, daß wieder eine vollständige Blasenentleerung erfolgen wird. Im Gegenteil, meist kommt es aus einem akuten Anlaß, vor allem bei Kälte- oder Nässeeinwirkung, schon vor Entstehung einer typischen Balkenblase zum kompletten Harnverhalt, wenn der bereits verengte Blasenausgang durch eine zusätzliche Kongestion der Prostata völlig verschlossen wird und die akut überdehnte Blasenmuskulatur versagt. In der Regel kündigt sich eine solche Situation bereits längere Zeit vorher durch zunehmend erschwertes Wasserlassen und steigende Restharnmengen an.

Ein Harnverhalt kann aber auch aus heiterem Himmel auftreten, wenn ein Mann mit vorgeschädigter Prostata etwa bei einer gemütlichen Bierrunde nicht rechtzeitig seine prall gefüllte Blase entleert.

»Stammtisch-verhaltung«

In früheren Zeiten ereignete sich eine solche »Stammtischverhaltung« meist samstags nach Feierabend. Der Autor dieses Buches erinnert sich jedenfalls noch gut an seine Assistentenzeit in München, als er einmal an einem herbstlichen Oktoberfestwochenende 38 akute Harnverhalte mit Dauerkatheter versorgen mußte!

Kompletter Harnverhalt

Bei einem kompletten Harnverhalt wird nach Einbringen von Instillagel (Einmalgleitmittel) in die Harnröhre ein silikonhaltiger Latexkatheter – im Notfall immer ein Thiemann-Einmalkatheter Charrière 16 mit gebogener Spitze – in die meist deutlich über Bauchniveau vorstehende, prall gefüllte und hochgradig schmerzhafte Blase eingeführt.

Ist dies z. B. wegen einer Harnröhrenenge nicht möglich, wird die Blase suprapubisch etwa 2 Querfinger über der Symphyse (Schambeinfuge) in der Mittellinie senkrecht zur Blasenoberfläche mit einer Cystofix-Blasenfistel punktiert. Bei Blutgerinnungsstörungen, Operationsnarben im Unterbauch oder wenn sich die Harnblase im Ultraschall nicht abgrenzen läßt, darf nicht punktiert werden.

Abb. 29 Schematische Darstellung der Punktionstechnik mit dem Cystofix-System beim Anlegen einer suprapubischen Blasenfistel

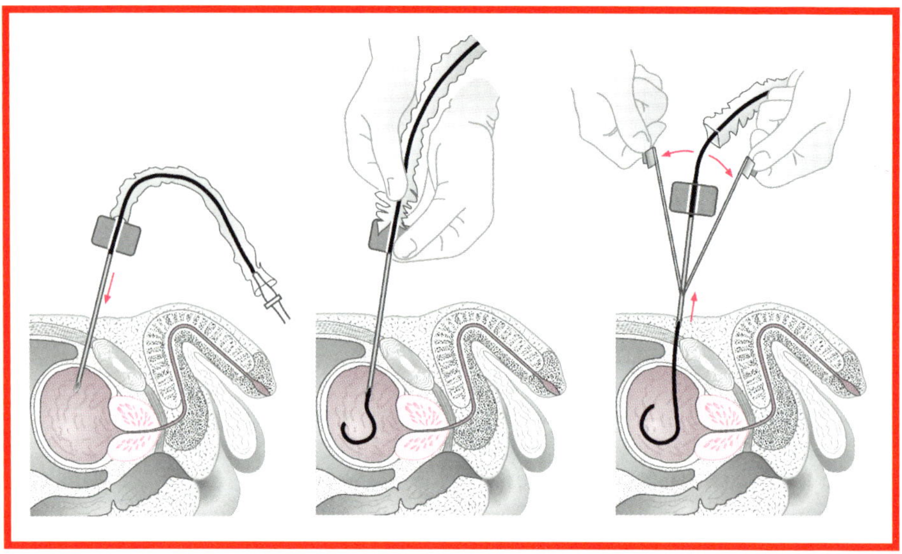

Der in der Blase aufgestaute Urin (oft bis zu oder sogar mehr als 1000 ml!) sollte vor allem bei älteren Männern mit Kreislaufproblemen immer langsam in kleinen Portionen mit zwischenzeitlichen kurzen Unterbrechungen abgelassen werden. Bei zu schnell erfolgender Druckentlastung im Bauchraum schießt sonst das Blut in die zuvor durch die überfüllte Blase komprimierten Darmgefäße zurück und erzeugt hierdurch eine Blutleere im Gehirn, die unter Umständen sogar einen kurzfristigen Bewußtseinsverlust hervorrufen kann.

Eine durch kompletten Harnverhalt überdehnte Harnblase gewinnt ihre Muskelspannung und damit Austreibungskraft nur langsam wieder zurück. Deshalb darf der eingeführte Katheter nach Ablassen des Urins niemals sofort wieder herausgezogen werden – der nächste Harnverhalt wäre sonst vorprogrammiert. Ein Einmalkatheter sollte für kurze Zeit durch einen Dauerkatheter ersetzt werden.

Die medikamentöse Behandlung der BPH

Prostatabedingte Beschwerden in den Stadien I und II der BPH sind eine Domäne der medikamentösen Behandlung, von der in Deutschland pro Jahr etwa 1 Million Männer profitieren. Schon 1991 wurden hierfür annähernd 4 Millionen Medikamente verordnet (Steigerung von 33% in 5 Jahren), die überwiegend Phytopharmaka betreffenden Verschreibungen entsprachen 1994 einem Wert von 265 Millionen Mark.

! Da es bedauerlicherweise immer noch keine Arzneimittel gibt, die die sichere Rückbildung einer bereits vorhandenen BPH garantieren, bedeutet bis jetzt das vorwiegende Ziel einer medikamentösen Behandlung der BPH lediglich eine Verringerung bereits vorhandener subjektiver Beschwerden.

»Prostata-Diät«

Vor längerer Zeit wurde einmal von Köhnlechner in der Bild-Zeitung eine von Ärzten der Bircher-Benner-Klinik in Zürich angegebene Diät empfohlen, die den durch eine vergrößerte Prostata hervorgerufenen Beschwerden angeblich vorbeugen soll: »Wucherungen an der Vorsteherdrüse sind immer ein Mangel an Testosteron. In der Natur gibt es aber viele Pflanzen, die dieses Hormon enthalten: Sellerie, rote Beete, Schnittlauch, Petersilie, Haselnüsse, Walnüsse, Sonnenblumenkerne, junge Erbsen, Gurken, Tomaten, Äpfel, Birnen, Weizenkeimlinge und alle Vollkornbrote.«

Zum Start einer solchen »Prostata-Kur«, gewissermaßen ein Vorläufer der heutigen »Öko-Welle«, empfehlen die Ärzte eine drei- bis fünftägige reine Rohkostdiät und dann ein Jahr lang täglich mindestens eine Rohkostmahlzeit.

Allgemein empfehlenswert ist sicher eine leichte, ballaststoffreiche Kost und reichlich Flüssigkeitszufuhr. Wer sich »schlanker« als früher ernähren kann, sorgt für bessere Verdauung und »verschont« außerdem seine Harnabflußorgane vor schädlichen Belastungen durch »Drücken« und »Pressen« beim Stuhlgang. Besonders wichtig ist auch regelmäßige und ausreichende Bewegung. Alkohol sollte bei Prostataerkrankungen grundsätzlich gemieden werden, was jedoch nicht bedeuten muß, vollständig darauf zu verzichten, sondern eben nur nach dem ersten Glas Wein oder Bier damit aufzuhören und beim Zuprosten lediglich am Glas zu nippen und dies stets etwas weniger, als man eigentlich möchte!

Die nichthormonelle Behandlung der BPH: Phytopharmaka und Alpha-Rezeptorenblocker

Hauptstützen der konservativen, nichthormonellen Behandlung der BPH sind Phytopharmaka und Alpha-Rezeptorenblocker. Zur Linderung der in den Anfangsstadien der BPH (Stadium I und mit Einschränkung auch noch Stadium II) durch entzündliche und ödematöse Veränderungen der Prostata verursachen subjektiven Beschwerden empfehlen sich sog. *Phytopharmaka*. Dies sind aus Pflanzenbestandteilen extrahierte pflanzliche Wirkstoffpräparate, die eine gewisse antiödematöse, antikongestive und antiphlogistische, d. h. abschwellende und entzündungshemmende Wirkung auf die Prostata haben und dazu noch nebenwirkungsfrei und relativ preiswert sind (etwa DM 1,– pro Tag). Der Harnstrahl wird dann in der Regel wieder etwas kräftiger, und besonders subjektiv unangenehme Begleiterscheinungen wie etwa der tagsüber, gelegentlich aber auch schon nachts vermehrte Harndrang lassen nach – kurzum, die Lebensqualität eines solchen »Prostataträger« verbessert sich wieder.

Nebenwirkungsfrei und preiswert

Pflanzliche Arzneimittel zur Behandlung von Störungen beim Wasserlassen mit Anweisungen zur Herstellung von Pflanzenextrakten bei Miktionsbeschwerden (»... je ein Teil Wacholder, Zypressenrinde zerkleinert, mit Bier vermengt, gekocht, gefiltert und über 4 Tage zu trinken ...«) werden übrigens schon um 1500 v. Chr. in Papyrusschriften erwähnt.

Gerade in jüngster Zeit ist wieder eine zunehmende Hinwendung zu vermeintlichen »natürlichen« Pflanzenarzneimitteln festzustellen,

Tab. 6

Umsatzstarke Pflanzenpräparate zur Behandlung der BPH

Präparat	Bestandteile
Monopräparate	
Harzol	Beta-Sitosterin
Bazoton Kapseln	Brennesselwurzelextrakt
Talso	Sabalfruchtextrakt
Prostasal	Beta-Sitosterin
Prostagutt mono	Sabalfruchtextrakt
Cernilton N	Roggenpollenextrakt
Strogen	Sabalfruchtextrakt
Serenoa ratiopharm	Sabalfruchtextrakt
Sitosterin Prostata-Kapseln	Beta-Sitosterin
Prostaforton N	Brennesselwurzelextrakt
Kombinationspräparate	**Hauptbestandteile**
Azuprostat N	2 (Beta-Sitosterin)
Prostagutt forte	2 (2,3)
Cysto Fink	6 (4)
Nomon N	5 (4)
Urgenin	2 (3)
Prosta Fink Kapseln	6 (3,4)
Prostatin N Dragees	5 (2)
Prosta Fink N	3 (3,4)
Prostagutt Kapseln	3 (2,3)
Prostagutt N	5 (2,3)
Prostamed	3 (4)
Prostatin S	2 (2)

Urologe A (1995) 34, 119–129

wobei der Begriff »natürlich« (oft fälschlicherweise!) mit dem Begriff »unschädlich« gleichgesetzt wird.

In manchen Ländern wie z. B. Österreich, Frankreich, Italien und auch Deutschland – hier besonders nach Inkrafttreten des GSG (Gesundheitsstrukturgesetz) – hat der Umsatz pflanzlicher Prostatamittel besonders stark zugenommen und betrug 1995 in Deutschland bereits 230 Millionen Mark (1987 noch 43 Millionen Mark).

Tabelle 6 zeigt eine Auflistung der umsatzstärksten Phytopharmaka, die 1992 in Deutschland zur Behandlung der BPH verordnet wurden. Dies entspricht etwa 90% der konservativen Behandlung der BPH.

Die derzeit etwa 40 auf dem Markt befindlichen pflanzlichen Präparate (60% Mono- und 40% Kombinationspräparate) entstammen vorwiegend den Extrakten aus fünf verschiedenen Pflanzen:

- 1: der Wurzelknolle der afrikanischen Lilie (Hypoxis rooperi),
- 2: den Wurzeln der Brennessel (Radix urticae),
- 3: den Beerenfrüchten der Sägepalme (Sabal serrulata),
- 4: Kürbiskern (Cucurbita pepo) in Form von ausgepreßtem Öl und
- 5: Roggenpollen (Secale cereale).

(die Ziffern 1–5 entsprechen dabei denen in der Tab. 6)

Hypoxis rooperi enthält als Wirksubstanz vorwiegend Beta-Sitosterol, die Wirkung von Roggenpollen wird ebenfalls Phytosterolen zugeschrieben. In Brennesselwurzeln, Kürbissamen und Sägepalmenfrüchten werden Delta-5- und Delta-7-Sterole als Hauptwirksubstanzen angenommen. Darüber hinaus finden sich in vielen Pflanzenextrakten Lektine (antikörperähnliche Substanzen), Fettsäuren sowie Pflanzenöle.

Sitosterine

Sitosterine zählen zweifellos zu wichtigen, die Prostata günstig beeinflussenden Stoffen. Doch weil ein Mensch bei normaler Vollkost täglich 170 bis 200 mg Phytosterole zu sich nimmt, davon überwiegend Sitosterin, das aber nur zu 2–5% im Magen-Darm-Bereich resorbiert wird, kommen gewisse Zweifel auf, ob durch zusätzliche Einnahme von täglich 60 mg Beta-Sitosterin in der Anfangsphase der BPH bzw. täglich 30 mg Beta-Sitosterin bei der Langzeitbehandlung überhaupt noch ein zusätzlich relevanter Effekt auf die Prostata zu erzielen ist.

! Der Nachweis einer direkt oder indirekt hemmenden Wirkung von Phytopharmaka auf das Wachstum der Prostata konnte jedenfalls bis zum heutigen Tag noch nicht erbracht werden. Auch der genaue Wirkungsmechanismus der hauptsächlich verwendeten Pflanzenextrakte ist noch weitgehend ungeklärt, und es fehlen Belege dafür, daß bestimmte Pflanzenstoffe anderen hinsichtlich der erhofften Wirkung überlegen sind.

Bei der Wahl eines Phytopharmakons sollte man sich deshalb durchaus für die kostengünstigste Version entscheiden – vor allem aber für »angenehm« zu schluckende, d.h. möglichst kleine Tabletten.

Wichtig erscheint auch der Hinweis, daß bei der Wirksamkeitsbewertung pflanzlicher Prostatamittel der sog. Placeboeffekt, d.h. die psychische Wirkung eines Medikaments auf denjenigen, der es einnimmt, mitberücksichtigt werden muß. Einen solchen Placeboeffekt, den immerhin 40 bis 60% der Männer »verspüren«, die wegen BPH-Beschwerden Phytopharmaka nehmen, betrachten viele Urologen sogar als notwendige oder, besser formuliert, nützliche »therapeutische Hilfsmaßnahme«.

erwünschter Placeboeffekt

Eine mit einem Phytopharmakon erreichbare Steigerung der maximalen Flußrate von 9 auf 10,2 ml/s mag zwar statistisch von Wert sein, doch, wie Dreikorn (Bremen) einmal ironisch bemerkte: »Für den betreffenden Patienten ist es unerheblich, ob er sich auf die Schnürsenkel oder auf die Schuhspitze pinkelt, selbst wenn dieser Unterschied urodynamisch signifikant sein sollte.«

Wer längere Zeit Phytopharmaka einnimmt, sollte sich möglichst regelmäßigen urologischen Kontrolluntersuchungen unterziehen, um auf keinen Fall den richtigen Zeitpunkt für eine vielleicht irgendwann doch einmal notwendige Operation seiner vergrößerten Prostata zu verpassen (sog. »*watchful waiting*«).

Den Kritikern der Phytotherapie, die pflanzliche Prostatamittel ausschließlich als Placebo einstufen, ist entgegenzuhalten, daß ihre These von der Wirkungslosigkeit pflanzlicher Präparate bezüglich objektivierbarer Befunde zwar zutreffen mag, der Gegenbeweis für die durch Phytopharmaka mögliche Linderung subjektiver Prostatabeschwerden in den Anfangsstadien der BPH aber noch aussteht.

Auf die anläßlich eines vor mehreren Jahren in München veranstalteten Symposiums an die etwa 300 anwesenden Urologen gestellte Frage, welches Medikament sie selbst bei einer BPH (Stadium I-II) nehmen würden, entschieden sich damals jedenfalls über 80% von ihnen für ein Phytopharmakon!

Eine Blasenentleerungsstörung infolge erhöhten Blasenauslaßwiderstandes beim Mann hat in der Regel zwei Gründe: eine statische Komponente, nämlich die hyperplastisch vergrößerte Prostata, und eine dynamische Komponente, d.h. die erhöhte Spannung (Tonus) der glatten Muskelfasern am Blasenhals, in der hyperplastischen Prostata und prostatanahen hinteren Harnröhre, die der Sympathikusnerv über die dort vermehrt

Abb. 30 Verteilung der Alpha-1-Rezeptoren in Harnblase, Harnröhre und Prostata

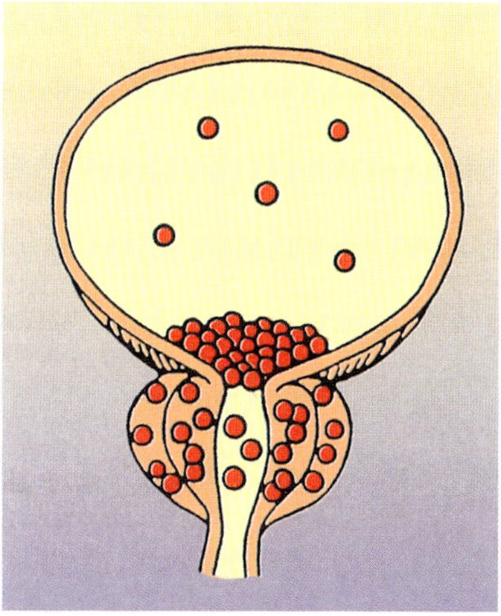

vorhandenen sog. Alpha-Rezeptoren (Abb. 30) steuert. Sympathische Reize wie etwa Kälte oder Streß erhöhen dann die Spannung in diesen glatten Muskelfasern und dadurch den Druck im prostatischen Teil der Harnröhre.

Alpha-Rezeptorenblocker können – wie schon der Name sagt – solche Alpha-Rezeptoren abblocken und damit die dynamische Komponente einer Blasenentleerungsstörung, d. h. den muskulären Auslaßwiderstand verringern einschließlich der hierdurch hervorgerufenen Miktionsbeschwerden. Alpha-Blocker haben aber keinen Einfluß auf die statische Komponente einer Blasenentleerungsstörung, d. h. die Prostatagröße.

Allerdings besteht auch kein direkter Zusammenhang zwischen dem Ausmaß einer Prostatavergrößerung und der Intensität gleichzeitig vorhandener Miktionsbeschwerden.

Der erste nicht-selektive Rezeptorenblocker Phenoxybenzamin (Dibenzyran) wird wegen seiner erheblichen Nebenwirkungen wie Blutdruckabfall, Müdigkeit, Schwäche, Benommenheit, Schwindel, »verstopfte Nase« und trockener Mund nicht mehr zur Behandlung der BPH verwendet.

Die in der Folgezeit entwickelten selektiven Alpha-1-Rezeptorenblocker Alfuzosin (Uroxatral, Urion), Doxazosin (Cardular), Prazosin (Minipress), Terazosin (Flotrin, Heidrin) und Tamsulosin (Alna, Omnic) weisen untereinander keine wesentlichen Unterschiede mehr auf hinsichtlich ihrer Wirksamkeit, wohl aber bezüglich ihrer Verträglichkeit, wobei alle aufgeführten Präparate eine Blutdrucksenkung, Schwindel- oder allgemeines Schwächegefühl und bei aufrechter Körperhaltung einen Blutdruckabfall (orthostatische Hypotonie) verursachen können.

Bei Tamsulosin (Alna, Omnic) wird bei einer Dosierung von täglich einmal 0,4 mg allerdings kein nennenwerter Blutdruckabfall mehr beobachtet. Somit scheint dieses Präparat, dessen Wirkung innerhalb weniger Tage einsetzt und bei regelmäßiger Einnahme über mehrere Jahre hinweg anhält, in der angegebenen Dosierung der im Augenblick verträglichste Alpha-1-Rezeptorenblocker zu sein.

Interessanterweise verringern Tamsulosin und die anderen Alpha-Rezeptorenblocker die Spannung der glatten Muskulatur am Blasenhals so stark, daß dort der Widerstand geringer wird als am äußeren Schließmuskel und es dadurch beim Samenerguß sogar zu einer sog. retrograden Ejakulation in die Harnblase kommen kann.

Auf Dauer kann die Indikation zur TUR-P oder zu einem der neuerdings angebotenen Alternativverfahren wie beispielsweise der interstitiellen Laserkoagulation durch eine Dauerbehandlung mit Tamsulosin sicher noch weiter eingeschränkt werden.

Die hormonelle Behandlung der BPH

Dihydrotestosteron

Das in der Prostata mit Hilfe des Enzyms 5-Alpha-Reduktase aus Testosteron gebildete biologisch wirksame Dihydrotestosteron (DHT) hat sicher einen wesentlichen Einfluß auf die Entstehung einer benignen Prostatahyperplasie (BPH). Um diesen für die Vorsteherdrüse wichtigen »Treibstoff« so weit wie möglich zu drosseln bzw. diesem Organ sogar »vorzuenthalten« – das Fehlen dieses »Benzins« bewirkt nämlich eine 30%ige Verkleinerung des Prostatavolumens –, sind folgende Möglichkeiten denkbar:

- Die Konzentration der im Körper befindlichen männlichen Hormone (Androgene) wird durch Entfernung der Hoden *(chirurgische Kastration)* bzw. Zufuhr von weiblichen Hormonen oder sog. LH-RH-Agonisten *(medikamentöse Kastration)* entscheidend verringert. Letztere hemmen im Hypophysenvorderlappen die Freisetzung von Gonadotropinen (Hormone, die die Funktion der Hoden beeinflussen) und erreichen dadurch in den Hoden einen »Produktionsstopp« für Testosteron, deren Konzentration im Blut dann auf Kastrationswerte absinkt.

Daß die operative Kastration zu einer Atrophie, d. h. starken Verkleinerung der Prostata führt und solche Männer deshalb kaum oder überhaupt keine Beschwerden beim Wasserlassen haben, war schon Ende des 19. Jahrhunderts bekannt.

! Doch die sowohl nach chirurgischer als auch unter medikamentöser Kastration auftretenden psychischen Veränderungen und Nebenwirkungen wie Hitzewallungen und Schweißausbrüche sowie die dann verminderte oder sogar meist erloschene Libido und Potenz schließen eine solche Art der Behandlung für eine gutartige Erkrankung wie die BPH natürlich aus.

Seit langem ist bekannt, daß Männer bei einem erblich bedingten Mangel oder Fehlen des Enzyms 5-Alpha-Reduktase Zeit ihres Lebens lediglich eine rudimentäre Prostata besitzen ohne erkennbare BPH-Veränderungen. Umgekehrt können 5-Alpha-Reduktasehemmer die mit Hilfe von 5-Alpha-Reduktase in der normalen Prostata stattfindende Umwandlung von Testosteron in das biologisch wirksame Dihydrotestosteron = DHT verhindern. Dies führt dann ebenfalls zu einer Verkleinerung der Prostata, aber die Konzentration von Testosteron im Blut ändert sich nicht und somit auch nicht Libido und Potenz.

Ein solcher 5-Alpha-Reduktasehemmer ist z. B. das seit einigen Jahren auch in Deutschland erhältliche Proscar (Finasterid).

Proscar

Die bisher mit Finasterid bekannten Therapieergebnisse scheinen allerdings die Möglichkeiten der pharmakologischen Beeinflussung des DHTs bei benigner Prostatahyperplasie etwas zu »relativieren«! Denn nur bei etwa 40% der mit Proscar behandelten Männer kommt es zu einer Abnahme des Prostatavolumens um durchschnittlich 20% bei gleichzeitiger Zunahme des Harnflusses um im Mittel 1,5 ml/s. Dabei ist es wichtig zu wissen, daß für Proscar ein Prostatavolumen von 40 cm^3 als Untergrenze seiner Wirksamkeit gilt. Die durch BPH bedingten subjektiven Miktionsbeschwerden verringern sich in 60–70% der Fälle, also nur geringgradig mehr als unter Placebo (50–60%) – bei Berücksichtigung des Preis/Leistungs-Verhältnisses ein wohl eher »bescheidenes« Ergebnis!

Noch ist nicht sicher abschätzbar, ob sich durch längere Einnahme des 5-Alpha-Reduktasehemmers Proscar eine ansonsten notwendige Prostataoperation nur zeitlich hinausschieben oder – wie die Proscar-Reklame verspricht – in etwa der Hälfte der Fälle vermeiden läßt. Mit 1 Finasterid-Tablette zu 5 mg pro Tag ist Proscar jedenfalls eine gut verträgliche Behandlungsalternative (unerwünschte Wirkungen < 0,5%) in den Stadien I und II der BPH.

Die anfangs mit einer Latenz von bis zu sechs Monaten verzögert einsetzende Wirkung verstärkt sich dann noch in den folgenden 2–3 Jahren. Eine Dosisanpassung bei älteren Männern oder bei Niereninsuffizienz ist nicht erforderlich.

prostataspezifisches PSA

Wichtig zu wissen ist, daß der Serumspiegel des prostataspezifischen Antigens PSA, eines wichtigen diagnostischen Hilfsmittels zur Erkennung eines Prostatakarzinoms, bei den meisten mit Proscar behandelten Patienten in den ersten Monaten der Therapie rasch abfällt und sich auf einem etwa um die Hälfte niedrigeren Wert als vor der Behandlung stabilisiert. Zusätzlich besteht eine so große Streubreite, daß PSA unter der Medikation mit Finasterid nicht zur Diagnostik eines Prostatakarzinoms verwendet werden darf.

Geht man davon aus, daß das Prostatakarzinom in einem hohen Prozentsatz auf den Entzug von Testosteron anspricht, sollte ein 5-Alpha-Reduktasehemmer infolge seiner antiandrogenen Wirkung eigentlich das Risiko eines Prostatakarzinoms verringern. Ob dies tatsächlich zutrifft, soll demnächst eine Langzeitstudie in den USA zeigen, bei der Männer über mehrere Jahre mit Finasterid behandelt werden.

- Die »Anlegestellen« für männliche Hormone in der Prostata (die Androgenrezeptoren) lassen sich durch Cyproteron-Azetat (Androcur) oder Flutamid (Fugerel) »illegal« besetzen.

! Doch weil »Antiandrogene« wie Flutamid gravierende Nebeneffekte haben wie Erlöschen von Libido und Potenz (Cyproteron-Azetat) und außerdem schmerzhafte Schwellungen der Brustwarzen (Gynäkomastie) und bei etwa einem Drittel der damit behandelten Männer vermehrte Magen-Darm-Beschwerden (Cyproteron-Azetat und Flutamid) hervorrufen, sind sie zur Behandlung einer gutartigen Erkrankung wie der BPH abzulehnen!

3-Komponenten-Tablette

Des »Rätsels Lösung« für ältere Männer und deren Befreiung von fast allen Prostatasorgen wäre eine 3-Komponenten-Tablette mit einem Phytopharmakon gegen entzündliche und ödematöse Veränderungen der vergrößerten Prostata, einem Alpha-Rezeptorenblocker zur Abnahme der Muskelspannung am Blasenhals und einem 5-Alpha-Reduktasehemmer zur Volumenreduktion oder zumindest zum Wachstumsstopp der BPH. Dies alles führt zu einer Abnahme des Blasenauslaßwiderstands – Voraussetzung für eine gute Miktion!

Um den möglichen Erfolg einer solchen konservativen Behandlung bei BPH richtig einschätzen zu können sollten Sie den auf S. 146 abgedruckten Fragebogen mit jeweils sechs Antworten auf die sieben gestellten Fragen bezüglich der Häufigkeit eines speziellen Symptoms selbst beantworten.

Dadurch können Sie sich dann selbst klassifizieren:

- 0-7 = geringgradig symptomatisch,
- 8-19 = mäßiggradig symptomatisch,
- 20-35 = hochgradig symptomatisch.

So wird der IPSS – Abkürzung für Internationaler Prostata-Symptomen-Score – zusammen mit der Frage zur Lebensqualität (QOL) zu einer zunehmend wichtigen Entscheidungshilfe für die Beurteilung des Schweregrads einer BPH, dient zur Verlaufskontrolle und ist somit ein guter Ausgangspunkt für das Gespräch mit Ihrem Urologen.

Die operative Behandlung der BPH

Vorweggenommen sei die hoffnungsvolle Botschaft, daß nur etwa jeder zehnte Mann an der Prostata operiert werden muß und sich dieser Prozentsatz bei Einnahme des neuen Alpha-Rezeptorblockers Tamsulosin und vielleicht auch des 5-Alpha-Reduktasehemmers

Fragebogen zur Erfolgseinschätzung der konservativen BPH-Therapie

Internationaler Prostatasymptomenscore (IPSS)

	niemals	seltener als in einem von fünf Fällen	seltener als in der Hälfte aller Fälle	ungefähr in der Hälfte aller Fälle	in mehr als der Hälfte aller Fälle	fast immer	
1. Wie oft während des letzten Monats hatten Sie das Gefühl, daß Ihre Blase nach dem Wasserlassen nicht ganz entleert war?	0	1	2	3	4	5	
2. Wie oft während des letzten Monats mußten Sie in weniger als 2 Stunden ein zweites Mal Wasser lassen?	0	1	2	3	4	5	
3. Wie oft während des letzten Monats mußten Sie mehrmals aufhören und wieder neu beginnen beim Wasserlassen?	0	1	2	3	4	5	
4. Wie oft während des letzten Monats hatten Sie Schwierigkeiten, das Wasserlassen hinauszuzögern?	0	1	2	3	4	5	
5. Wie oft während des letzten Monats hatten Sie einen schwachen Strahl beim Wasserlassen?	0	1	2	3	4	5	
6. Wie oft während des letzten Monats mußten Sie pressen oder sich anstrengen um mit dem Wasserlassen zu beginnen?	0	1	2	3	4	5	
	niemals	einmal	zweimal	dreimal	viermal	fünfmal	
7. Wie oft sind Sie während des letzten Monats in Druchschnitt nachts aufgestanden, um Wasser zu lassen? Maßgebend ist der Zeitraum vom Zubettgehen bis zum Aufstehen am Morgen.							

Gesamt IPSS Score =

Beeinträchtigung der Lebensqualität durch Harntraktsymptome

	ausgezeichnet	zufrieden	überwiegend zufrieden	gemischt, teils zufrieden, teils unzufrieden	überwiegend unzufrieden	unzufrieden	sehr schlecht
Wie würden Sie sich fühlen, wenn sich Ihre jetzigen Symptome beim Wasserlassen in Ihrem weiteren Leben nicht mehr ändern würden?	0	1	2	3	4	5	6

Lebensqualitätsindex QOL =

Tab. 7

Proscar (Finasterid) wahrscheinlich noch weiter senken läßt, somit der »absoluten Mehrheit« aller Männer bei vernünftiger Lebensführung und u. U. konsequenter Einnahme dieser Präparate ein operativer Eingriff an ihrer Prostata erspart bleibt.

Die Indikation zu einer solchen Operation und mehr noch die Antwort auf die Frage, wie weit sich hierdurch bestehende Symptome verbessern lassen, wird dadurch erschwert, daß die durch die mechanische Einengung der prostatischen Harnröhre hervorgerufenen obstruktiven Symptome (verzögerter Start beim Wasserlassen, Abschwächung des Harnstrahls, Nachträufeln) infolge Instabilität des Blasenmuskels häufig mit subjektiv geprägten, sog. irritativen Beschwerden einhergehen (wie häufiges und schmerzhaftes nächtliches Wasserlassen oder zwingender Harndrang).

Solange solche irritativen Symptome, die keineswegs nur bei einer durch BPH bedingten Einengung der prostatischen Harnröhre vorkommen, vor der Indikationsstellung zu einem operativen Eingriff an der Prostata nicht mit letzter Sicherheit ausgeschlossen werden können, wird der eine oder andere Mann auch weiterhin nur aufgrund solcher Symptome ohne wirklich »operationswürdige« Prostatavergrößerung operiert werden. Eine Nachuntersuchung der AUA (American Urological Assocation) von insgesamt 3885 Patienten hat ergeben, daß die Indikation zur operativen Behandlung der BPH in der überwiegenden Mehrzahl der Fälle aufgrund irritativer Symptome gestellt worden war und nur bei rund einem Drittel wegen objektivierbarer Zeichen einer Harnabflußbehinderung wie Restharn oder vorausgegangener Harnverhalt. Dies erklärt auch, warum lediglich die Hälfte der operierten Männer sowohl einen kräftigeren Harnstrahl als auch weniger Beschwerden hatte, bei anderen dagegen die Verbesserung des Harnstrahls ohne Einfluß auf ihre subjektiven Beschwerden war und bei wieder anderen nach einer TUR-P zwar weniger subjektive Beschwerden bestanden, aber keine objektivierbare Veränderung ihrer Miktion zu erkennen war.

■ *Relative Indikationen zur Operation* sind ein einmaliger kompletter Harnverhalt aus heiterem Himmel, eine bei der Harnstrahlmessung relativ stark verminderte maximale Harnflußrate, mehrfach nachgewiesene Restharnmengen bis 100 ml ohne rezidivierende Harnwegsinfekte, ausgeprägte subjektive Beschwerden beim Wasserlassen (Dysurie), häufiges Wasserlassen (Pollakisurie), nächtliches Wasserlassen (Nykturie) oder ein sog. imperativer Harndrang.

■ *Absolute Indikationen zur Operation* sind ein rezidivierender Harnverhalt, Restharnmengen über 100 ml, eine sog. Überlaufblase, infizierter Restharn, unter Umständen schon mit Blasensteinen, und eine zunehmende Nierenschädigung durch Harnrückstau infolge einer BPH-bedingten Harnabflußbehinderung.

Adenomektomie

Alle Operationsverfahren bei der BPH haben die Vorgabe, den geschwulstartigen Anteil der Vorsteherdrüse – das »Fruchtfleisch der Orange« – aus der eigentlichen Prostata – der »Orangenschale« – stumpf mit dem Finger oder scharf mit der elektrischen Schere herauszuschälen (Adenomektomie) bzw. mit einer über die Harnröhre eingeführten elektrischen Schlinge (transurethrale Resektion der Prostata, TUR-P) herauszuhobeln. Dabei entstehen keine nachteiligen Folgen, denn durch die verbliebene »Orangenschale« bleibt eine wasserdichte Verbindung zwischen Blase und Harnröhre erhalten, die – sobald deren Innenfläche mit neuer Schleimhaut ausgekleidet ist – zum neuen Teil der Harnröhre umfunktioniert wird.

! Über welchen Zugang die BPH entfernt wird, sei es offen chirurgisch mit Schnitt durch die Harnblase oder endoskopisch-instrumentell mit der elektrischen Schlinge durch die Harnröhre, ist für den Erfolg des Eingriffs und dessen Dauerhaftigkeit belanglos – vorausgesetzt, das wuchernde Prostatagewebe wurde tatsächlich mehr oder weniger vollständig entfernt.

Wird das Gewicht eines Prostataadenoms nach der Abtastung vom Darm aus und der bildgebenden Diagnostik auf mehr als 80 bis 100 g geschätzt – mit Ultraschall ist eine relativ exakte Gewichtsbestimmung möglich –, sollte eine Schnittoperation (transvesikale Adenomektomie) erfolgen, weil dann die BPH in der für die TUR-P wegen der Gefahr der Einschwemmung von Spülflüssigkeit auf etwa eine Stunde limitierten Zeitspanne voraussichtlich nicht vollständig entfernt werden kann.

Aber auch andere Gründe können gegen eine TUR-P sprechen, z. B. eine Hüftgelenksversteifung, welche die für eine endoskopische Operation erforderliche Lagerung mit gespreizten Beinen auf dem Operationstisch erschwert oder sogar unmöglich macht (bei einer videokontrollierten TUR-P allerdings kein Hinderungsgrund ist), oder eine Striktur (Verengung) der Harnröhre, die sich vorher nicht durch einen glatten Schnitt beseitigen läßt und somit das Einführen eines Resektionsschafts durch die Harnröhre unmöglich macht.

Unter solchen Voraussetzungen müssen dann auch schon kleinere Adenome offen mit Schnitt operiert werden, d. h., das Adenomgewebe wird mit dem Finger oder mit der elektrischen Schere aus der Prostata herausgeschält.

Trotz der drei verschiedenen Zugangswege zur Prostata – durch die Harnblase, die Prostatakapsel oder über den Damm – erfolgt die Ausschälung der Prostata wegen der besten Übersicht am häufigsten von oben durch die Blase.

Transvesikale suprapubische Prostatektomie

Durch die eröffnete Blase wird die obere Hälfte des Blasenausgangs mit einer Kornzange nach oben gezogen und dann das Prostataadenom stumpf mit dem Finger oder scharf mit der elektrischen Schere aus der Kapsel herausgelöst. Dann wird nach entsprechender Blutstillung in das sog. Prostatabett (aus dem das Adenom ausgeschält wurde) ein dreiläufiger Spülkatheter eingelegt, dieser durch die Harnröhre herausgeleitet und der Ballon in der Prostataloge – bevor Blase und Bauchwand wieder verschlossen werden – so weit mit Wasser gefüllt, daß er dort eine zusätzliche Blutstillung bewirkt. **Prostataloge**

Die unmittelbar danach an den Spülkatheter angeschlossene Dauerspülung dient der Entfernung von Blutgerinnseln und gewährleistet den unbehinderten Abfluß des Urins. In Abhängigkeit vom Heilverlauf wird der Spülkatheter in der Regel nach 6 bis 10 Tagen entfernt. Die Schrumpfung der Prostataloge und die Neuanlage einer Schleimhautauskleidung benötigen mehrere Wochen. Die während dieser Zeit im Urin nachweisbaren weißen Blutkörperchen bedürfen – abgesehen von einem gelegentlich vorhandenen »Katheterinfekt« – keiner weiteren Behandlung.

Retropubische prävesikale Prostatektomie

Bei dieser Methode erfolgt der Bauchschnitt oberhalb des Schambeins. Direkt dahinter wird die Prostata am Blasenhals, ohne dabei die Blase zu eröffnen, freipräpariert und deren Kapsel eröffnet. Das Adenomgewebe wird entweder mit dem Zeigefinger oder einer geschlossenen Schere stumpf aus der Kapsel gelöst und die Harnröhre möglichst blasennah von vorne durchtrennt. Um größere Blutungen zu vermeiden, wurde schon 1934 eine exakte Blutstillung des Wundbetts durch standardisierte Nähte beschrieben und diese Technik dann 1949 durch eine Tabaksbeutelnaht des Blasenausgangs noch **Tabaksbeutelnaht** vervollkommnet. Das weitere Vorgehen entspricht demjenigen bei der suprapubischen Prostatektomie.

! Die früher gelegentlich durchgeführte perineale Prostatektomie, d. h. die operative Entfernung des Prostataadenoms vom Damm aus, wurde aufgegeben, weil dabei in vielen Fällen die für die Sexualität entscheidenden Nervengeflechte verletzt und die Betroffenen dadurch impotent wurden.

Schnittoperationen, bei denen man das Prostataadenom ausschält, werden heute im Vergleich zum »Gold-Standard« der TUR-P wesentlich seltener durchgeführt als noch vor 30 Jahren. In der Regel nur bei sehr großen, knotigen Adenomen, die aus Zeitgründen nicht in einer Sitzung vollständig reseziert werden können, oder wenn zusätzlich noch ein Eingriff an der Blase erforderlich oder aus technischen Gründen keine TUR-P möglich ist.

Transurethrale Resektion der Prostata (TUR-P)

Mehr als 90% aller notwendigen Prostataoperationen erfolgen inzwischen mit einer durch die Harnröhre eingeführten elektrischen Schlinge. Die Häufigkeit dieses Eingriffs schwankt allerdings in den einzelnen Ländern: In England werden 80% aller BPH-Patienten elektroreseziert; in Deutschland sind es lediglich 27%. Doch von diesen würden sich nach neuesten Umfragen 95% jederzeit wieder einer solchen Operation unterziehen.

Um eine Verletzung der Harnröhrenschleimhaut zu vermeiden, wird unter optischer Kontrolle ein an der Außenfläche silikonisierter Instrumentenschaft durch die mit Gleitmittel gefüllte Harnröhre bis zum Blaseneingang vorgeschoben. In den Schaft wird dann ein Arbeitseinsatz, das sog. Resektoskop, eingewechselt, das im wesentlichen aus einem mechanischen, einem optischen und einem elektrischen Teil besteht. Mit der am vorderen Ende des Schafts sichtbaren U-förmigen Schlinge wird durch Vor- und Zurückbewegen eines Abzugshebels das Prostatagewebe Stück für Stück herausgeschnitten bzw. »gehobelt«. Die in das Resektoskop eingeschobene Optik ermöglicht eine direkte Sicht auf das zu entfernende Prostatagewebe; das zur Ausleuchtung des Resektionsfelds notwendige Licht wird über ein Glasfaserkabel durch die Optik bis zur Spitze des Instruments geführt.

Resektoskop

Über ein zweites Kabel fließt der im Generator erzeugte hochfrequente Strom in die Schlinge des Resektoskops und ermöglicht je nach eingestellter Konzentration Schneiden oder Koagulation – gewissermaßen die »Verkochung« des BPH-Gewebes. Der Strom durchfließt nach Verlassen der Schlinge den Körper des Patienten und tritt schließlich wirkungslos über eine großflächige Erdungsmanschette am Oberschenkel aus. Während der Resektion hält ein kontinuierlicher Flüssigkeitsstrom die prostatische Harnröhre offen. Die dabei verwendete Spülflüssigkeit muß steril, elektrisch nicht leitfähig und isoton sein, d. h., sie darf nur den gleichen osmotischen Druck haben wie Blut, damit die roten Blutkörperchen keinen Schaden erleiden.

Eine TUR-P dauert in Abhängigkeit von der Adenomgröße etwa 40 bis 60 Minuten, also annähernd die gleiche Zeit wie eine offen-chirurgische Prostatektomie, der sie – dies sei nochmals mit Nachdruck betont – in jeder Hinsicht gleichwertig ist. Sie hat überdies den Vorteil eines deutlich verringerten Operationsrisikos und verursacht wegen des fehlenden Bauchschnitts nach der Operation weniger Schmerzen.

Besteht eine sog. Blasenhalsstarre (Sphinktersklerose), können in gleicher Sitzung auch noch die narbigen Einengungen am Blasenhals und, falls sich eine Geschwulst in der Blase findet, diese mitreseziert werden.

Bei der von P. Faul entwickelten videogesteuerten TUR-P verfolgt der Arzt die Elektroresektion nicht mehr mit gekrümmtem Rücken durch das Endoskop, sondern in einer die Wirbelsäule entlastenden sitzenden Position am Video-Monitor, was zusätzlich eine verbesserte Detailerkennung ermöglicht.

TUR-Roboter

Ob durch einen sog. TUR-Roboter – der mittels unterschiedlicher bildgebender Techniken die Prostata mit einem Resektionsgerät selbststeuernd manipuliert – die TUR-P noch weiter standardisiert bzw. sicherer gemacht werden kann, bleibt abzuwarten. Die Bezeichnung »kleine« Prostataoperation für die TUR-P, die beim Laien sofort der Eindruck von unvollständig und deshalb weniger empfehlenswert hervorruft, ist jedoch mißverständlich. Schließlich ist die TUR-P bei obstruktiver BPH, bei der die vergrößerte Prostata die durch sie verlaufende Harnröhre entsprechend einengt, dadurch den Blasenauslaßwiderstand erhöht und das Wasserlassen erschwert, auch heute noch der therapeutische »Gold-Standard« zur Beseitigung einer Einengung des Blasenauslasses.

Wie weit tatsächlich eine Einengung (Obstruktion) vorliegt, ist ausschließlich urodynamisch, d. h. durch eine kombinierte Druck-Fluß-

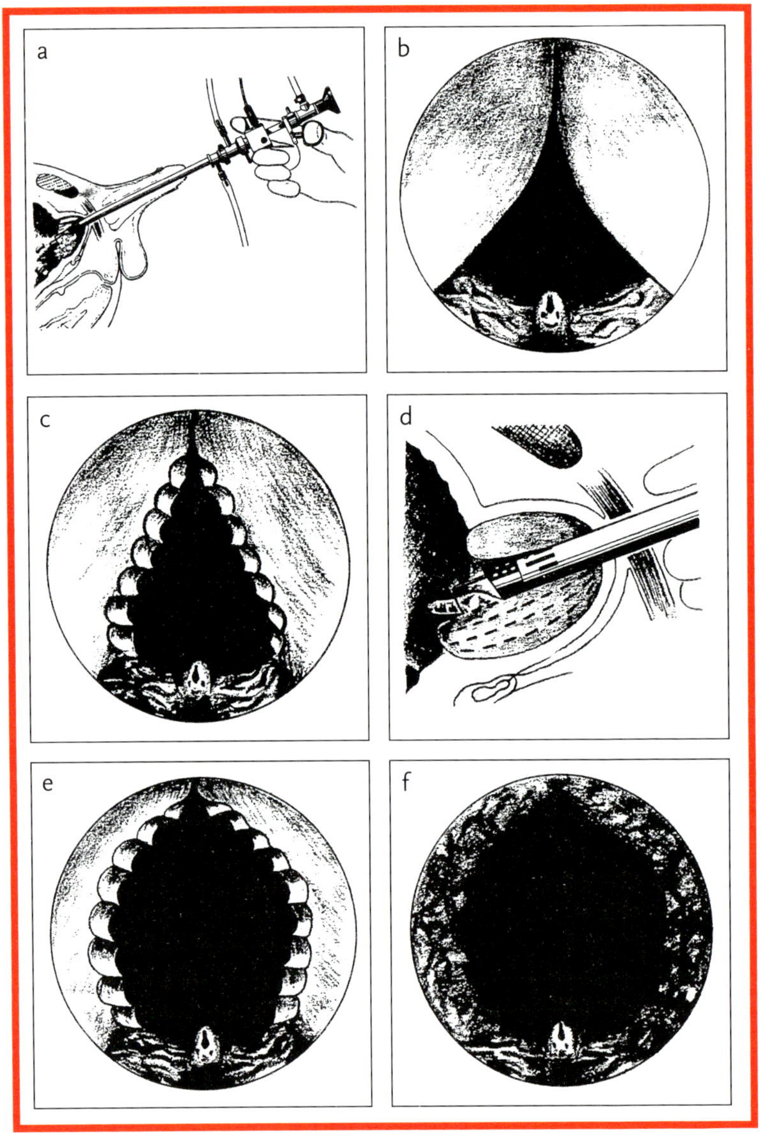

Abb. 31
Elektroresektion der Prostata durch die Harnröhre. Schichtweises Abtragen der Prostata in einzelnen Schnitten bis zum Sphinkter.

Messung zu erkennen, die jedoch bedauerlicherweise noch immer nicht zu den Standarduntersuchungen vor jeder TUR-P zählt.

Der Entschluß, bei Nachweis einer Obstruktion (der in etwa einem Drittel der Fälle nicht zu erbringen ist) sich einer TUR-P zu unterziehen, wird einem Patienten leichter fallen, wenn er weiß, daß der operierende Urologe diese Technik, die eindeutig mehr Training erfordert als die offen chirurgische Prostatektomie, häufig durchführt und deshalb beherrscht. Um bei dieser Operationsmethode die erforderliche Fingerfertigkeit aufzubringen, muß sie genau wie z. B. Geige- oder Klavierspielen einfach ständig geübt werden.

! Zeit ist bei der TUR-P der entscheidende Faktor. Je länger der Eingriff dauert, um so mehr Spülflüssigkeit wird in die bei der Resektion eröffneten venösen Blutgefäße in der Prostataloge eingeschwemmt. Dies kann zu einem sog. TUR-Syndrom führen – einer »Wasservergiftung« infolge zu niedriger Natriumkonzentration im Serum (Verdünnungshyponatriämie).

Die Möglichkeit einer solchen, meist schwerwiegenden Komplikation fällt bei kürzeren Resektionszeiten (bei Adenomen bis 40 g) unter 1% und steigt bei länger dauernden Resektionen (bei Adenomen über 60 g) auf maximal 5% an.
Häufigste Komplikationen während oder nach einer TUR-P sind arterielle bzw. venöse Blutungen aus dem Resektionsgebiet, die nach verschiedenen Literaturangaben bei maximal einem Drittel der Fälle Bluttransfusionen erforderlich machen.

Die Urologische Klinik der TU München hat jetzt zusammen mit dem Institut für Hoch- und Höchstfrequenztechnik eine blutstillende Schneidetechnik entwickelt. Mit einer neugeformten Schlingenelektrode kann durch Hochfrequenzstrom mit rasch wechselnder Spannung gleichzeitig Gewebe abgetragen und Blutstillung gemacht werden. Dank dieser neuen Methode müssen die Patienten nicht mehr sieben bis neun, sondern nur noch drei Tage im Krankenhaus bleiben. Der Dauerkatheter kann bereits einen Tag nach der Operation gezogen werden.

Die *Narkose bei der TUR-P* erfolgt in der Regel durch eine sog. Lumbal- oder Periduralanästhesie, bei der das schmerzausschaltende Betäubungsmittel in den Wirbelkanal gespritzt wird und zu einem zeitlich begrenzten Verlust des Gefühls und der Schmerzempfindung unterhalb der Einstichstelle am Körper führt. Zusätzlich besteht in diesem Bereich eine vorübergehende Muskellähmung.

Durch zusätzliche Verabreichung von Beruhigungs-, möglicherweise auch Einschlafmitteln wird dem »wehrlos« auf dem Operationstisch liegenden Patienten die verständliche Angst vor dem Betrieb im Operationssaal genommen. Meist kann er sich anschließend an nichts mehr erinnern, zumindest aber bleiben keine unangenehmen Erinnerungen.

Meist keine Erinnerung

! Nach dem Eingriff dauert es einige Stunden, bis Gefühl und Motorik wieder vollständig zurückkehren. Während dieser Zeit sollte ein Patient unter keinen Umständen versuchen, sein Bett ohne Hilfe des Pflegepersonals zu verlassen.

Folgeerscheinungen nach Operationen an der Prostata

Die Operationswunde einer TUR-P kann – sobald die Betäubung nachläßt – natürlich Schmerzen verursachen, die vor allem mit krampfartigem Harndrang oder dem Gefühl der vollen Blase einhergehen. Solche Beschwerden lassen sich mit krampflösenden Schmerzmitteln lindern und verschwinden in der Regel spätestens nach Entfernung des Katheters.

Anders die Blasenkrämpfe, die durch eine Verstopfung des Blasenkatheters mit Blutgerinnsel oder in der Blase zurückgelassenem Prostatagewebe entstehen. Hier hilft keine Schmerzspritze, sondern Katheter und Blase müssen freigespült oder der verstopfte Spülkatheter durch einen neuen ersetzt werden.

Nach Entfernung des Katheders besteht oft noch für einige Tage ein mehr oder weniger starkes Brennen in der Harnröhre, und relativ viele Männer verspüren dann gelegentlich einen zwanghaften Drang zum Wasserlassen, dem rasch nachgegeben werden muß. Vorübergehend kann es sogar fast unmöglich werden, den Urin zurückzuhalten, obwohl sich meist nur kleine Urinmengen aus der Blase entleeren (Urge-Inkontinenz).

In der Regel hat ein Patient die Entleerung seiner Blase jedoch relativ schnell wieder weitgehend im Griff und kann, sind erst einmal die operationsbedingten Reizerscheinungen in der Blase und Harnröhre abgeklungen, die Klinik vier bis sechs Tage nach einer TUR-P bzw. acht bis zehn Tage nach einer offen-chirurgischen Prostatektomie verlassen.

Niemand sollte aber erwarten, daß die Miktion bereits in den ersten 10 bis 14 Tagen nach einem Eingriff an der Prostata wieder völlig normal verläuft. Da bei der operativen Entfernung der BPH auch die prostatische Harnröhre als Teil der sog. Kontinenzstrecke mitentfernt wird, kehrt erst wieder »Normalität« beim Wasserlassen ein, wenn sich in diesem Abschnitt der Harnröhre neue Schleimhaut gebildet hat.

Kontinenzstrecke

Hält das Brennen in der Harnröhre allerdings unvermindert länger als drei Wochen an oder wird nach vorübergehender Besserung wieder stärker, sollte unbedingt ein Urologe hinzugezogen werden.

In den ersten vier Wochen nach einer Prostataoperation sollten folgende Ratschläge beachtet werden:

- Vermeiden Sie schwere körperliche Betätigung (Heben schwerer Lasten, Arbeit in gebückter Haltung) sowie Laufen, Radfahren oder Reitsport. Dadurch kann sich der Wundschorf unter Umständen zu früh abstoßen und den Urin erneut rötlich verfärben.
- Bei einer stärkeren Harnblutung (meist provoziert oder verstärkt durch übertriebene körperliche Aktivität) oder länger anhaltender Rotverfärbung des Urins sollten Sie immer Ihren Urologen aufsuchen.
- Geschlechtsverkehr sollte zunächst nicht stattfinden. Eine aktive sexuelle Betätigung ist vier bis sechs Wochen nach dem Eingriff wieder ohne das Risiko nachteiliger Folgen möglich. Etwa 5% der Patienten bemerken eine Abschwächung ihrer Potenz und führen dies verständlicherweise auf den Eingriff zurück.
- Heiße Sitz- und Vollbäder, ebenso Sauna sind in den ersten vier bis sechs Wochen nach der Operation verboten. Durch die bei Wärmeeinwirkung entstehende Mehrdurchblutung – u. a. auch im kleinen Becken – kann sich der Wundschorf lockern oder sogar ablösen, wodurch kleinere Blutgefäße eröffnet werden und den Urin wieder rötlich verfärben.
- Versuchen Sie, durch vernünftige Ernährungsweise (viel Obst, Gemüse, Leinsamen, Vollkornbrot usw.) und genügend Flüssigkeitszufuhr einen weichen Stuhlgang zu erreichen, eventuell sogar durch zusätzliche Einnahme milder Abführmittel (z. B. Agarol). Starkes Pressen bei hartem Stuhlgang sollte jedenfalls vermieden werden.
- Reichliches Trinken (in den ersten zwei Wochen nach der Operation 2 bis 3 l pro Tag) bewirkt eine vermehrte Urinausscheidung und damit eine natürliche Spülung der Prostataloge. Die von den Patienten immer wieder gestellte Frage »Was soll ich trinken«? wurde von mir stets in gleicher Weise beantwortet: »Was immer Sie oben hineinkippen – unten kommt nur Wasser (Urin) heraus!« Deshalb sind grundsätzlich alle Getränke erlaubt, sie sollten jedoch nicht zu kalt getrunken werden. Es ist aber nicht notwendig, sich auf warme Flüssigkeit zu beschränken oder gar spezielle Blasen- oder Nierentees zu trinken. Entscheidend ist allein die Urinmenge, die beim Austritt aus der Blase die Wundhöhle spült.

Die früher nach operativen Eingriffen relativ häufigen Komplikationen wie Thrombosen (Bildung von Blutgerinnseln), Embolien (Schlagaderverschlüsse durch verschleppte Gerinnsel) und Verletzungen von Nerven oder Blutgefäßen haben dank zahlreicher neuer medizinischer Erkenntnisse und dadurch ermöglichter Verbesserungen der operativen Überwachung und Nachsorge inzwischen fast schon Seltenheitswert!

Nach einer Operation an der Prostata kommt es gelegentlich, unabhängig davon, ob der Urin bereits vorher mit Bakterien besiedelt war oder nicht, innerhalb kürzester Zeit zu einer meist mit hohem Fieber einhergehenden, sehr schmerzhaften entzündlichen Schwellung eines oder beider Nebenhoden. Eine solche Nebenhodenentzündung (Epididymitis) wird in der Regel hervorgerufen durch Bakterien bzw. krankmachende Keime aus der hinteren Harnröhre, die mit dem Urin oder Wundsekret aus der Prostataloge rückläufig über einen oder beide Samenleiter in die Nebenhoden gelangt sind. Um dies zu verhindern, wird häufig empfohlen, vor einem Eingriff an der Prostata beide Samenleiter unterbinden bzw. durchtrennen zu lassen.

Epididymitis

Bei nicht infiziertem Urin erscheint dies allerdings nicht notwendig, weil dann die Wahrscheinlichkeit einer Nebenhodenentzündung unter 1% liegt. Sind beide Samenleiter unterbunden, erlischt zwar genau wie nach beidseitiger Nebenhodenentzündung durch Verklebung beider Samenleiter die Zeugungsfähigkeit, nicht aber die Potenz.

Samenzellen werden auch nach Durchtrennung beider Samenleiter weiterhin in den Hoden gebildet, doch infolge fehlender Transportmöglichkeit lösen sie sich dann am Ort ihrer Entstehung wieder auf und ihre Rohstoffe werden von Zellen im Körper »recycelt«. Hierdurch möglicherweise ausgelöste Autoimmunreaktionen haben nachweislich jedoch keinen Krankheitswert.

Jeder, der sich einer Prostataoperation unterzieht, sollte auch darüber aufgeklärt sein, daß er anschließend – unabhängig von der angewandten Operationsmethode und selbst dann, wenn die Samenleiter nicht unterbunden bzw. durchtrennt wurden – in der Regel keine Kinder mehr zeugen kann (sog. Impotentia generandi). Denn nach Entfernung des Prostataadenoms fließt bei der Ejakulation die Samenflüssigkeit – dem Weg des geringsten Widerstands folgend – in die Harnblase zurück (sog. retrograde Ejakulation). Dann ist es Balsam für die Psyche des Mannes, wenn ihm versichert wird, daß die Richtungsumkehr des Samenflusses bei der Ejakulation keine Beeinträchtigung seiner Potenz oder des Orgasmus nach sich zieht. Es unterbleibt lediglich der bisher gewohnte Samenerguß.

Folge eines operativen Eingriffs an der Prostata ist anfangs ein gelegentliches Nachträufeln von Urin, das meist dadurch zustande kommt, daß in der noch relativ weiten (je nach Größe des entfernten

Adenoms) und starrwandigen Wundhöhle zwischen Blasenausgang und Harnröhre nach jeder Blasenentleerung etwas Urin zurückbleibt, der dann anschließend tröpfchenweise abgeht. Dieses Nachträufeln verliert sich mit zunehmend narbiger Schrumpfung des Wundbetts. Man kann selbst etwas nachhelfen, wenn man nach jedem Wasserlassen das Glied und damit die Harnröhre von oben nach unten ausstreicht.

Bis die Prostataloge wieder mit einer neuen Harnröhrenschleimhaut-»Tapete« ausgekleidet ist, können gut drei Monate vergehen. Während dieser Zeit ist jedoch keineswegs ständig mit Beschwerden zu rechnen, auch wenn als Zeichen der Reparationsvorgänge im Körper noch bei jeder Kontrolluntersuchung weiße Blutkörperchen (Leukozyten) im Urin vorhanden sind. Ein solcher Befund wird von den nachbehandelnden Ärzten oft überbewertet und als angeblicher Harnwegsinfekt überflüssigerweise mit den verschiedensten Antibiotika behandelt. Deshalb ist es wichtig zu wissen, daß während eines solchen Heilprozesses eine gewisse Anzahl weißer Blutkörperchen im Urin als normal zu gelten hat und keiner Behandlung bedarf.

Leukozyten

Spätkomplikationen nach Eingriffen an der Prostata

Wie nach jedem chirurgischen Eingriff kommt es auch nach Prostataoperationen gelegentlich zu Spätkomplikationen in Form von Narbenbildungen im Operationsgebiet, am Blasenausgang und in der Harnröhre, chronischen Harnwegsinfekten oder Steinbildungen in der Blase.

> Die häufigste Komplikation (4–17%), die bei endoskopischen Eingriffen durch die Harnröhre wie der Elektroresektion als Folge der axialen (in Längsrichtung) und rotatorischen Bewegungen des Resektoskopschaftes in der Harnröhre auftritt, ist eine narbige Harnröhrenverengung bzw. -striktur.

Um dies zu vermeiden, wurde von Faul (Memmingen) zusammen mit der Firma Olympus ein Dauerspülresektoskop entwickelt, mit drehbarem Innen- und stabilem, d. h. in der Harnröhre nicht drehbarem Außenschaft aus Titan, Keramik und Verbindungstechniken aus der Raumfahrt, mit dem sich die Strikturrate der Harnröhre tatsächlich wesentlich verringern läßt. Dies ist ein gutes Beispiel dafür, wie eine enge Zusammenarbeit zwischen Klinik und Medizintechnik die Weiterentwicklung technischer Innovationen ermöglicht.

! Früher wurden Harnröhrenstrikturen relativ einfach durch katheterähnliche Bougierungsinstrumente mit steigendem Kaliber wieder erweitert. Doch waren die dabei entstandenen zahlreichen kleinen Einrisse in der Wand der Harnröhre dann narbig verheilt, war das Endergebnis meist schlechter als vorher, und die Betroffenen mußten Zeit ihres Lebens immer wieder bougiert werden. Heutzutage werden solche narbige Strikturen in der Harnröhre mit Hilfe eines speziellen Zystoskops mit einem Messerchen durch einen glatten »kalten« Schnitt von beliebiger Länge erweitert.

Ein einziger tiefer Längsschnitt erweitert nämlich selbst nach seiner Vernarbung die Harnröhre wesentlich mehr, als dies bei Dutzenden von kleinen, durch Bougierung entstandenen und dann narbig verheilten Einrissen der Fall ist. Die beste Prophylaxe gegen eine erneute Harnröhrenstriktur ist dann – selbstverständlich neben einer gezielten Infektbehandlung – die sog. hydraulische Selbstbougierung. Dabei wird das Glied und damit die Harnröhre während der Miktion für einige Sekunden zusammengedrückt und dabei weiter gepreßt wie beim Wasserlassen, damit durch die entstehende Druckerhöhung in der Harnröhre sich deren Wand wieder besser entfaltet, sich mögliche Verklebungen der Schleimhaut wieder lösen und der Durchmesser der Harnröhre größer wird.

Hydraulische Selbstbougierung

Während die Sterblichkeitsrate (Mortalität) nach TUR-P in den letzten 30 Jahren praktisch auf Null gesunken ist – nach großen amerikanischen Studien (zuletzt 1993 von Mebust über 3885 Fälle) beträgt sie noch 0,2% –, liegt die Krankheitshäufigkeit (Morbidität) nach diesem Eingriff seit Jahrzehnten praktisch unverändert hoch bei 18%. Im einzelnen handelt es sich dabei um postoperative Blutungen (bis zu 15%), röntgenologisch bzw. endoskopisch nachweisbare Harnröhrenveränderungen (jeweils 14%), Beschwerden durch eine Harnröhrenstriktur (4%), Streßinkontinenz (1%), Urge-Inkontinenz (4 bis 10%) und retrograde Ejakulation (100%).

Trotz aller technischer Verbesserungen bei der TUR-P müssen immer noch etwa 10% der Männer, die sich einer Elektroresektion der Prostata unterzogen haben – immerhin dreimal soviel wie nach einer Prostatektomie –, innerhalb der folgenden acht Jahre mit einer Nachresektion, d. h. mit einem nochmaligen operativen Eingriff rechnen.

Die 1973 von R. Turner-Warwick beschriebene Blasenhals- bzw. Prostatalängsinzision (Einschnitt im Uhrzeigersinn entweder bei 6 oder 12 Uhr), gewissermaßen eine Minimalvariante der TUR-P, die sich vor allem für kleinere Prostataadenome unter 20 g mit sog. Blasenhalssklerose eignet, hat weniger Neben- bzw. Folgeerscheinungen.

Dieses Verfahren ist eine durchaus akzeptable Alternative zur Elektroresektion der Prostata und weist Besserungsraten von über 80% auf. Erfolgt es nur einseitig, kommt es nicht zu einer retrograden Ejakulation (wichtig für jüngere Männer, die möglicherweise noch Kinder zeugen wollen) und nach beidseitiger Blasenhalsinzision lediglich in etwa 30% der Fälle.

Transurethrale Elektrovaporisation

Eine aktuelle Entwicklung ist die transurethrale Elektrovaporisation der Prostata (TUV-P), die Anfang 1995 erstmals vorgestellt wurde. Für diesen Eingriff wird eine durch die Harnröhre eingeführte Rollerelektrode verwendet. Abgesehen von der Elektrode ist die apparative Ausstattung dieselbe wie bei einer TUR-P. An der Kontaktstelle zwischen Rollerelektrode und Gewebe erfolgt eine Entwässerung mit nachfolgender Koagulation. Je länger die Elektrode an einem Punkt bleibt, desto tiefer reicht der Koagulationseffekt. Erste klinische Befunde belegen, daß sich mit der TUV-P gute Behandlungserfolge erzielen lassen.

Neue Alternativverfahren zur Behandlung der BPH

TULIP

Die seit vielen Jahren praktisch unverändert hohe Rate von Nebenwirkungen und möglichen Spätkomplikationen nach TUR-P hat die Medizintechnikindustrie herausgefordert, neue, minimal invasive Alternativverfahren zu entwickeln. Dies sind die in die prostatische Harnröhre implantierten Spiralen bzw. Stents, die mit Laser erfolgende ultraschallgesteuerte Prostatektomie (TULIP) durch die Harnröhre oder die durch Einstich spezieller Sonden in die Prostata mögliche Hitze- bzw. Laserkoagulation von BPH-Gewebe sowie verschiedene Methoden der Überwärmungsbehandlung (früher Hyperthermie, heute Thermotherapie). Viele dieser Neuerungen befinden sich bereits seit Jahren in klinischer Erprobung und werden hinsichtlich ihrer therapeutischen Wertigkeit und ihres Nutzens für die Patienten einer eingehenden Prüfung und Diskussion unterzogen.

Dabei soll nicht verschwiegen werden, daß zumindest ein Teil der neuen Verfahren bereits wieder in der Versenkung verschwunden ist.

Spiralen und Stents

Die 1980 von Fabian beschriebene urologische Spirale aus rostfreiem Edelstahl mit oder ohne Oberflächenversilberung, in skandinavischen Ländern und den USA auch oberflächlich vergoldet, die als Alternative zum Dauerkatheter oder einer suprapubischen Blasenfistel bei Hochrisikopatienten gedacht ist, welche nicht mehr narkotisiert werden können, wird unterschiedlich beurteilt.

Das Einführen der Spirale ist einfach und kann unter Lokalbetäubung vorgenommen werden. Die Verweildauer ist wegen der möglichen Komplikationen (spontane Verschiebungen der Spirale und Inkrustationen) auf 6 Monate limitiert. Etwa ein Drittel der damit versorgten Patienten klagt über Streßinkontinenz und etwa ein Fünftel über vermehrten nächtlichen Drang zum Wasserlassen (Nykturie).

! Männer mit einer urologischen Spirale in der prostatischen Harnröhre sollten stets einen Notfallausweis bei sich tragen, damit nicht in einer unvorhergesehenen Situation die Lage der Spirale mit einem Katheter verändert und dabei eventuell auch die Harnröhre verletzt werden kann. Gleiches gilt für den 1991 von Nissenkorn beschriebenen Katheter aus Polyurethan.

Abb. 32
Mit Schleimhaut überdecktes Drahtgeflecht (Stent) in der prostatischen Harnröhre

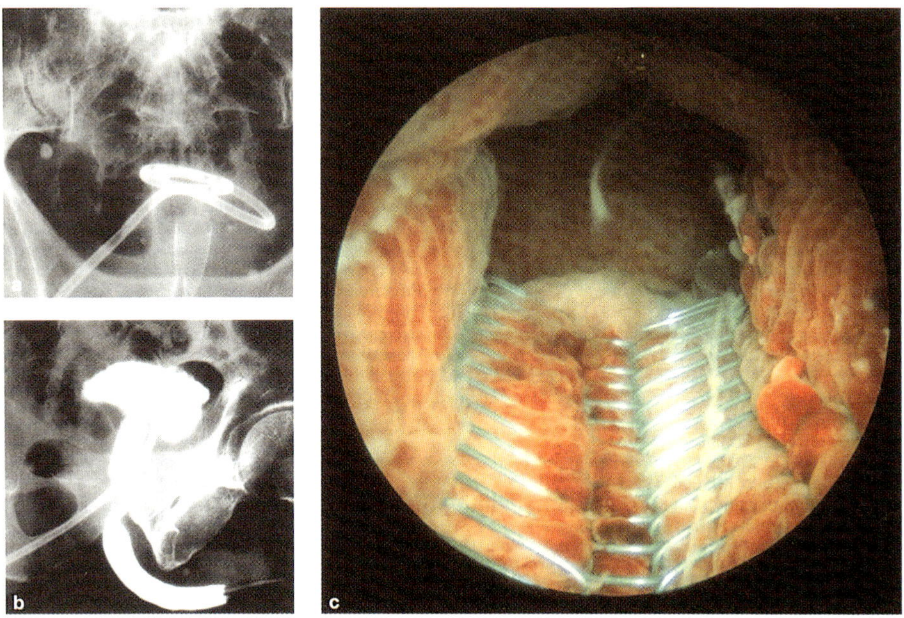

Der flexible *Wall-Stent* (Urolume) aus einem netzförmigen Spezialmetallschlauch (in Längen von 2, 2,5 und 3 cm), der ursprünglich nur für die Überbrückung von Harnröhrenverengungen gedacht war, und der unflexible ASI-Stent aus Titanmetallgitter sind 15- bis 20mal teurer als ein Fabian- oder Nissenkorn-Implantat, dafür aber nur mit relativ geringen Nebenwirkungen belastet. Vor allem ist keine Lageänderung möglich, weil ein solcher Stent innerhalb von etwa drei Monaten komplett von Schleimhaut durch die Maschen des Drahtgeflechts hindurch überdeckt wird.

Solche Implantate eignen sich auch zur zeitlichen Überbrückung, wenn ein operativer Eingriff an der Prostata für längere Zeit zurückgestellt werden muß.

Die jüngste Stent-Entwicklung, der *Memotherm-Stent* aus temperaturempfindlichem Metall (Nickel-Titan-Legierung), der durch entsprechende Vorbehandlung so eingestellt werden kann, daß er seine maximale Aufstellkraft erst bei Körpertemperatur erreicht, hat ansonsten etwa die gleichen Eigenschaften wie die bereits genannten Stents. Sieht man einmal von den hohen Kosten (mehr als 3000 DM) ab, scheinen zumindest im Augenblick alle Vorteile beim Wall-Stent zu liegen.

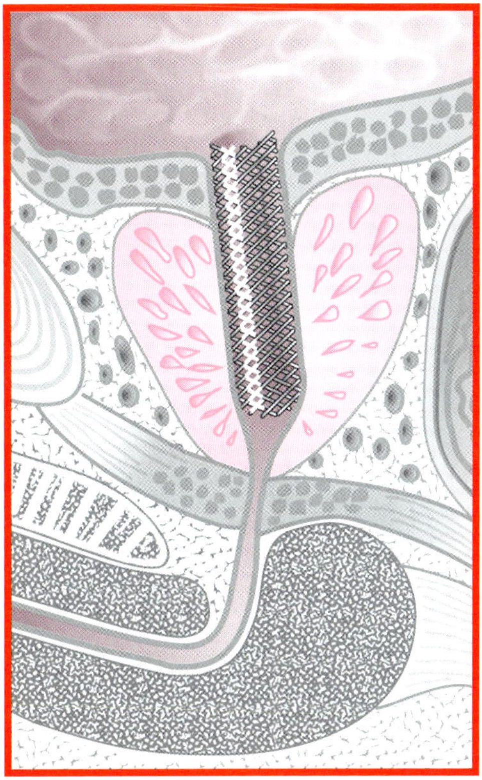

Abb. 33 *Stent im intraprostatischen Teil der Harnröhre, der vom Blasenhals bis zum Samenhügel reicht*

Lasertechnik

In den letzten Jahren wurden verschiedene neue Lasertechniken (Laser = *light amplification by stimulated emission of radiation*) zur Volumenreduktion einer vergrößerten Prostata entwickelt.

Die Lasertechnik, bei der mit Hilfe hoher Lichtenergie gearbeitet wird, hat gegenüber herkömmlichen operativen Verfahren eine Reihe von Vorteilen: praktisch kein Blutverlust, kein Risiko einer Einschwemmung von Spülflüssigkeit, selten retrograde Ejakulation.

Der Hauptnachteil der Laserverfahren ist ihre verzögert einsetzende Wirkung – manchmal erst nach drei Monaten –, wobei sich in Einzelfällen sogar noch nach sechs Monaten Nekrosereste (Nekrose = abgestorbenes Gewebe) nachweisen lassen. Eine Laserbehandlung bei einer sehr großen Prostata erscheint wegen der grundsätzlich begrenzten Eindringtiefe außer mit der interstitiellen Anwendung wenig sinnvoll.

Laserenergie wird an der Prostata mit Hilfe dreier verschiedener Verfahren angewandt und erprobt:

- Der *Kontaktlaser* vaporisiert (verdampft) das BPH-Gewebe unmittelbar, was den Vorteil hat, daß das Behandlungsergebnis sofort feststeht. Bei einer Eindringtiefe von nur 1 bis 2 mm erscheint dieses Verfahren aber zumindest bis jetzt noch zu zeitaufwendig.
- Der *Side-Fire-Laser* appliziert Laserenergie auf die Prostata aus wenigen Millimetern Abstand zur Oberfläche des Organs und erzeugt dadurch eine sog. Koagulationsnekrose (Gerinnungsnekrose). Der Erfolg einer solchen Behandlung stellt sich allerdings erst nach Abstoßung des nekrotischen, also abgestorbenen Gewebes ein, d.h. nach sechs bis acht Wochen.

Vorteile der Side-Fire-Technik, die in Kurznarkose möglich ist, sind der minimale Blutverlust, die fehlende Einschwemmung von Spülflüssigkeit und die anschließend relativ selten auftretende retrograde Ejakulation. Nachteilig erscheinen der zeitlich verzögert einsetzende Behandlungserfolg (die Patienten gehen stets mit einem suprapubischen Blasenkatheter nach Hause, der erst bei zufriedenstellender Miktion und Restharnmengen unter 50 ml entfernt wird) sowie die relativ lange anhaltenden irritativen Beschwerden.

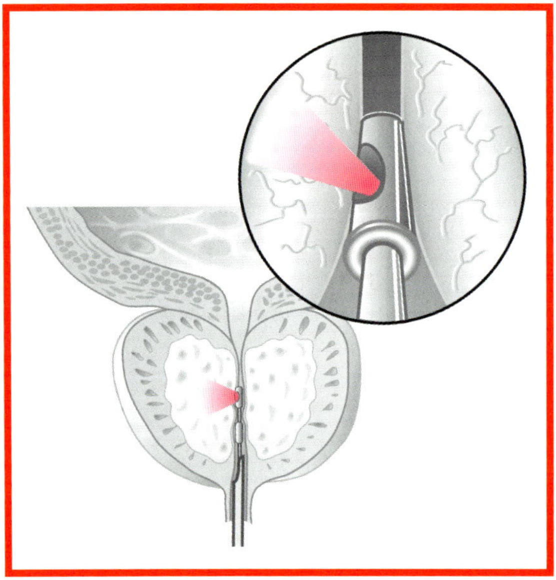

***Abb. 34** Transurethrale Laserkoagulation der BPH. Das Prostatagewebe wird über einen in der Harnröhre eingeführten Laserapplikator kontaktlos bestrahlt und koaguliert*

- Beim *interstitiellen Laser* erfolgt die Bestrahlung des BPH-Gewebes von innen. Dabei wird das Laserlicht von einem speziellen Laserapplikator zirkulär ins Gewebe abgestrahlt, so daß sich relativ große Volumen behandeln lassen, zudem die Effektivität durch Wärmeleitungsvorgänge noch erhöht wird.

Die 1991 von Hofstetter eingeführte Technik mit dem Nd-YAG-Laser erzeugt eine sog. *interstitielle Thermokoagulation* (abgekürzt ITK) im BPH-Gewebe der Prostata. Im Gegensatz zur Side-Fire-Technik erfolgt die Laseranwendung über spezielle Lichtleiter, die mit endoskopischer Kontrolle über die Harnröhre in das Prostatagewebe eingestochen werden. Je nach Wellenlänge und Leistungsdichte des Laserstrahls werden in der BPH kleinere oder größere Koagulationsnekrosen gesetzt, die dann durch resorptive Vorgänge schrumpfen, was wiederum der durch die BPH zusammengedrückten prostatischen Harnröhre (Obstruktion) zugute kommt. Diese Behandlung ist auch ambulant und in Lokalanästhesie möglich.

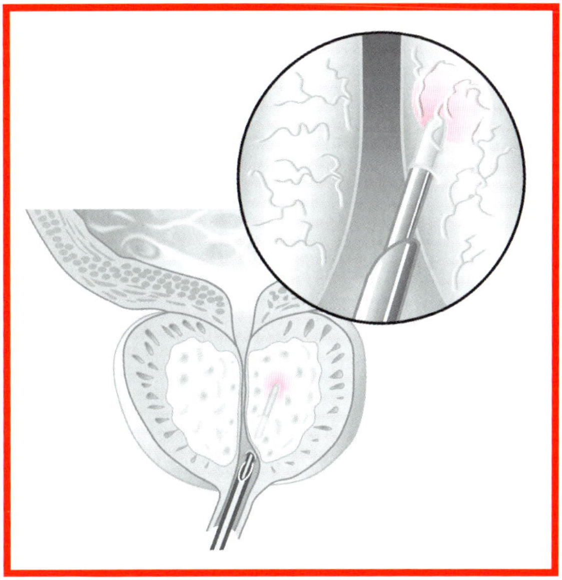

***Abb. 35** Interstitielle Laserkoagulation der BPH. Das Innere der Prostata wird durch die mit einer in das Gewebe eingestochenen Sonde applizierten Laserstrahlen koaguliert*

Nach den bisher vorliegenden Behandlungsergebnissen sind mit der interstitiellen Laserkoagulation noch am ehesten der TUR-P vergleichbare Ergebnisse möglich. Jedenfalls stellt sie ein einfaches, wirksames und ausgesprochen komplikationsarmes Alternativverfahren zur Verringerung der BPH dar.

Überwärmungsverfahren

Die *lokale Mikrowellen-Hyperthermie* schien bei BPH noch Anfang der 90er Jahre der absolute Renner unter den alternativen Behandlungsverfahren zu sein, obwohl man wegen der unterschiedlichen Temperaturempfindlichkeit von Tumor- und Normalgewebe längst wußte, daß gutartiges Prostatagewebe durch lokale Überwärmung mit Temperaturen zwischen 42 und 45°C höchstens vorübergehend geringgradig verändert, auf keinen Fall aber irreversibel geschädigt wird.

Ein Mitte der 80er Jahre in Israel entwickeltes Gerät zur lokalen Mikrowellen-Hyperthermie der Prostata, bei dem die Energie über einen rektalen Applikator an die Prostata geführt und die Schleimhaut des Enddarms über ein Kühlsystem geschont wurde, hatte bei Patienten mit chronischer Prostatitis ermutigende Behandlungsergebnisse erbracht. Nun gilt bei akuter und mehr noch bei chronischer Prostatitis die physikalische Wärmeanwendung, z. B. in Form heißer Sitzbäder, schon seit langem als bewährtes Behandlungsprinzip. Heiße Sitzbäder kosten allerdings wesentlich weniger als die noch bis vor wenigen Jahren angebotenen verschiedenen Hyperthermie-Geräte mit Preisen bis zu 300.000 DM.

Heiße Sitzbäder

Ein Urologe in Garmisch-Partenkirchen hatte erstmals vor zehn Jahren im Hausprospekt seiner Tagesklinik zukünftige Klienten damit angeworben, daß »die Attraktivität und Schönheit der Umgebung am Fuße des Wettersteingebirges und des Zugspitzmassivs zusätzliche Bedeutung gewinnt, wenn man bedenkt, daß die Heilung des Prostataleidens mit der speziellen Prostata-Hyperthermie zwei bis fünf Wochen in Anspruch nimmt«! Damals sollten zehn jeweils einstündige Hyperthermie-Sitzungen 5850 DM kosten.

Die Münchner »Abendzeitung« vom 9. Oktober 1989 ließ sich gar zu der Behauptung hinreißen, Bundeskanzler Kohl hätte sich die bei ihm in Mainz durchgeführte TUR-P sparen können, wenn er in Bayern behandelt worden wäre. Aus dem »Stern« (Nr. 50, 1989) war zu erfahren, daß die Wärmetherapie der Prostata »das Wasser wieder marschieren« lasse, und aus der »Quick« (10. Mai 1990), daß »Hitze das Männerleiden heilt«.

Doch schon nach kurzer Zeit war klar, daß es sich bei der lokalen Hyperthermie der Prostata trotz aller journalistisch garnierten Hoffnungen nur um einen zwar subjektiv angenehmen, jedoch viel zu teuer erkauften Placebo- oder besser noch »Hot-water-bottle«-Effekt handelte.

TUMT

Die durch die Harnröhre erfolgende lokale *Mikrowellen-Thermotherapie* (abgekürzt TUMT) mit Temperaturen in der Prostata zwischen 45 und 55 °C unterscheidet sich deutlich von der ebenfalls lokal anwendbaren *Mikrowellen-Hyperthermie,* bei der nur Temperaturen zwischen 42 und 45 °C erreicht werden. Die Grenze zwischen Hyperthermie und Thermotherapie ist bei einer Temperatur von 45 °C anzusetzen. Wird diese überschritten, kommt es zur irreversiblen Schädigung (Koagulationsnekrose)von gutartigem Prostatahyperplasiegewebe. Je höher die Temperaturen innerhalb der Prostata sind, umso besser werden die klinischen Ergebnisse (Anstieg der maximalen Harnflußrate, Abnahme des Restharns).

Beim Vergleich mit den Ergebnissen nach TUR-P kann jedoch höchstens die Abnahme subjektiver Symptome, in keiner Weise aber die Verbesserung der objektiven Daten mithalten. Die Komplikationsraten sind allerdings im Vergleich zur TUR-P deutlich geringer, Todesfälle praktisch ausgeschlossen. Außerdem ist eine TUMT ambulant und ohne Narkose möglich.

Die bei dieser Behandlung erreichbare Abnahme des erhöhten Auslaßwiderstands ist wesentlich geringer als nach TUR-P. Somit scheint die TUMT hauptsächlich für Patienten mit typischen BPH-Beschwerden, aber nur geringgradigen mechanischen Harnabflußstörungen geeignet zu sein. Hierfür wäre andererseits eine TUR-P wegen ihrer vergleichbar hohen Rate von Komplikationen sogar ein gewisses »Overtreatment«!

Overtreatment

Zusammenfassend ist festzustellen, daß die bis jetzt bekannten Alternativverfahren zur Behandlung der BPH hinsichtlich Effektivität und Langzeitnutzen für den Patienten zumindest bis zum heutigen Tag noch nicht an die durch TUR-P zu erzielenden Ergebnisse heranreichen – am ehesten noch die interstitielle Laserkoagulation.

Die transurethrale Resektion der Prostata (TUR-P) durch einen mit dieser Technik vertrauten Urologen bleibt somit »bis auf weiteres« der therapeutische »Goldstandard« – vorausgesetzt, es handelt sich um eine durch kombinierte Druck-Fluß-Messung nachgewiesene obstruktive BPH, d. h. eine durch die Prostatavergrößerung mechanisch bedingte Einengung der prostatischen Harnröhre mit entsprechend erhöhtem Blasenauslaßwiderstand.

Prostatakrebs

Vorab für alle älteren Herren, die Angst vor einer möglichen krebsigen Entartung ihrer Prostata haben, die hoffentlich beruhigende Mitteilung: Männer sterben wesentlich häufiger mit als wegen eines Prostatakarzinoms! Diese Tatsache verdeutlicht zugleich die Diskrepanz zwischen den vielen zufällig anläßlich einer Prostataoperation oder erst nach dem Tod bei einer Obduktion entdeckten und den bereits zu Lebzeiten diagnostizierten und zumindest im fortgeschrittenen Stadium auch Beschwerden verursachenden Prostatakarzinomen.

! In biopsiertem oder elektroreseziertem Prostatagewebe von über 50jährigen finden sich in etwa 30% und von über 75jährigen in mehr als der Hälfte der Fälle umschriebene Krebsherde, die bei diesen Männern bis zu diesem Zeitpunkt keine subjektiven Symptome verursacht hatten.

Ruhendes Karzinom

Dabei handelt es sich um gewissermaßen (noch) ruhende Prostatakarzinome, die Hackethal einmal als »ruhende Haustiere« bezeichnet hat, die aus bislang noch weithin unbekannten Gründen aber relativ schnell zu »wilden Raubtieren« werden können. Treffenderweise könnte man auch von einer Zeitbombe sprechen, die manch älterer Herr mit sich im Gesäß trägt!

Experten unterscheiden aggressive, also rasch wachsende, hormonunabhängige Tumoren der Prostata und sehr langsam wachsende Geschwülste, an deren Entstehung das männliche Geschlechtshormon Testosteron beteiligt ist. Derzeitige Diagnosemethoden sind nicht geeignet, die Tumorarten und deren Verlaufsformen zu unterscheiden.

Krebszellen werden im Körper normalerweise vom Immunsystem erkannt und zerstört. Doch nicht immer ist die Immunabwehr stark genug, um mit diesen Zellen fertig zu werden, so z. B. bei länger anhaltenden schweren Erkrankungen, bei großem Streß, wenn irgendwo im Körper zu viele Abwehrkräfte gebunden sind (etwa bei versteckten Eiterherden an Zähnen oder Mandeln) und eben häufig auch im Alter. Dann kann eine Krebszelle überleben und sich unter Umständen auch vermehren. Bestenfalls wird die Krebsgeschwulst bis zu einer bestimmten Größe in Schach gehalten und nicht weiterwachsen.

Dies könnte auch auf den Prostatakrebs zutreffen, der mit zunehmendem Alter immer häufiger vorkommt, oft aber noch nicht in Erscheinung tritt. Letztlich sterben viele Männer dann an anderen Ursachen, bevor der Prostatakrebs sich bemerkbar macht bzw. entdeckt wird.

Das Prostatakarzinom geht von der Kapsel aus (der »Orangenschale«), wächst dann im Gegensatz zur BPH hauptsächlich kapselnah, also weit entfernt von der Harnröhre, langsam weiter (oder auch nicht!) und verursacht deshalb beim Wasserlassen lange Zeit keine Beschwerden. Im fortgeschrittenen Stadium bricht der Tumor dann in Lymph- und/oder Blutgefäße ein und es bilden sich Metastasen in den Knochen, hauptsächlich in der Wirbelsäule, im Becken und/oder Brustkorb.

inzidentelle okkult, latent

Zu den während des Lebens kaum bzw. nicht in Erscheinung tretenden Formen des Prostatakrebses zählt das sog. *inzidentelle* Prostatakarzinom, das meist erst nach operativer Entfernung eines Prostataadenoms vom Pathologen diagnostiziert wird. Das sog. *okkulte* Prostatakarzinom geht ebenso wie das inzidentelle nicht vom kapselnahen Prostatagewebe aus, ist deshalb auch nicht zu ertasten und wird – wenn überhaupt – erst durch Metastasen auffällig.

Das sog. *latente* Prostatakarzinom, das zwar bereits ab dem vierzigsten Lebensjahr vorhanden sein kann und später sogar bei annähernd jedem zweiten über Siebzigjährigen, wird in der Regel erst nach dem Tod zufällig bei einer Obduktion entdeckt. Latente Karzinome sind überwiegend hochdifferenziert (G 1) und haben somit einen niedrigen Bösartigkeitsgrad, der erst im höheren Alter (bei 2 bis 5% der Fälle) zunehmen kann.

Daß Prostatakrebs heute öfter in Erscheinung tritt als noch vor 30 Jahren und in Deutschland beim Mann über sechzig bereits der zweithäufigste bösartige Tumor ist (in den USA inzwischen der häufigste Tumor), ist sicher Folge der gestiegenen Lebenserwartung. In Deutschland werden jedes Jahr etwa 20.000 bis 30.000 neue Fälle von Prostatakrebs diagnostiziert, und zwar zunehmend in einem frühen Tumorstadium, in dem die Betroffenen voraussichtlich durch radikale Prostatektomie geheilt werden können oder, wenn günstige prognostische Daten vorliegen (z. B. hochdifferenzierter, lokal begrenzter, kleinvolumiger Tumor), nicht sofort operiert, sondern nur engmaschig kontrolliert werden müssen *(»wait and see«)*.

»Wait and see«

Mehr als 95% aller Prostatakarzinome treten in höherem Alter in Erscheinung; deshalb nehmen die durch ein Prostatakarzinom verursachten Todesfälle auch erst nach dem 65. Lebensjahr deutlich zu und erreichen einen Gipfel zwischen dem 75. und 80. Lebensjahr (1995 starben in Deutschland 11.868 Männer an Prostatakrebs.)

Interessanterweise existiert eine familiäre Häufung des Prostatakarzinoms: Männer, deren Vater oder Bruder an Prostatakrebs erkrankt ist, haben ein doppelt so hohes Krebsrisiko wie Männer mit negativer Familienanamnese.

Diagnostik des Prostatakarzinoms

Bei der manuellen Untersuchung wird die Prostata vom Enddarm aus entweder beim stehenden, nach vorn gebeugten Mann, in Knie-Ellenbogen-Lage oder in Seitenlagerung abgetastet (*Digital Rectal Examination,* abgekürzt DRE). Dabei läßt sich der größte Teil des Organs (die hintere Oberfläche) mit dem Finger umfahren. E. Alken, seinerzeit erster Lehrstuhlinhaber für Urologie in der Bundesrepublik Deutschland, sprach deshalb auch von einer »Hafenrundfahrt mit dem Zeigefinger«, bei der sich Größe, Form, Oberflächenbeschaffenheit und Abgrenzbarkeit der Vorsteherdrüse beurteilen lassen. Diese Untersuchung wird heute nicht nur von Urologen, sondern auch von Ärzten für Allgemeinmedizin sowie Internisten und Chirurgen durchgeführt.

DRE

Prostatakrebs im Anfangsstadium stellt sich als kleiner, abgrenzbarer, harter, nicht druckschmerzhafter Knoten mit nicht mehr verschieblicher Schleimhaut dar. Im fortgeschrittenen Stadium tastet man meist eine größere, nicht mehr eindeutig abgrenzbare, höckrige Verhärtung mit unregelmäßiger, nicht verschieblicher Oberfläche. Zur Diagnose eines Prostatakarzinoms sind noch andere Untersuchungsverfahren erforderlich, vor allem die Bestimmung der Serumkonzentration des prostataspezifischen Antigens (PSA), das in jeder Prostatazelle gebildet wird. Verläßt sich ein Arzt nur auf den tastenden Finger, liegt die Entdeckungsrate bei 0,8 bis 0,9%, wird der PSA-Wert mitberücksichtigt, bei 1,2 bis 1,4%. Die Darstellung der Prostata mit Ultraschall über eine in den Enddarm eingeführte Sonde (transrektale Sonographie, abgekürzt TRUS) ist als diagnostisches Verfahren zur Früherkennung allein zu aufwendig, zusammen mit DRE und PSA erhöht sich natürlich die Trefferquote eines im Anfangsstadium befindlichen Prostatakarzinoms. Bei positivem Befund von DRE und PSA liegt die Tumorwahrscheinlichkeit über 60%, bei Hinzunahme von TRUS bei über 70%.

TRUS

Ließ man es bis Anfang der 60er Jahre in vielen Fällen bei der Finger(verdachts)diagnose Prostatakrebs bewenden, ist inzwischen die Absicherung einer solchen Diagnose durch eine Stanz- oder Aspirationsbiopsie längst eine sowohl aus medizinischen als auch juristischen Gründen zwingend notwendige Voraussetzung.

Die Aspirationsbiopsie ermöglicht eine zytologische (Zell-) und die Stanzbiopsie eine histologische (feingewebliche) Diagnose, wobei zytologischer und histologischer Differenzierungsgrad beim Prostatakrebs in annähernd zwei Dritteln der Fälle übereinstimmen. Es gibt hochdifferenzierte (G 1), wenig differenzierte (G 2) und undifferenzierte (G 3) Prostatakarzinome.

Die Treffsicherheit beider Biopsiemethoden ist annähernd gleich gut und erhöht sich noch bei ultraschallgesteuerten Biopsien. Eine Aspirationsbiopsie ist weniger schmerzhaft, hat im Vergleich zur Stanzbiopsie deutlich weniger Komplikationen und außerdem den Vorteil, daß ein zytologisch positiver Befund dem entsprechenden histologischen Ergebnis in der Regel zeitlich vorausgeht.

! Die von Zeit zu Zeit immer wieder einmal hochgespielte Behauptung, daß es durch die Biopsie eines Prostatakarzinoms zur Aussaat von Krebszellen kommen könne, hat sich bis jetzt nicht bestätigt!

Beim Wachstum eines Prostatakrebses unterteilt man in vier Stadien:

- A/pT1: einzelner oder mehrere Krebsherde in der Prostata,
- B/pT2: ausgebreitetes Karzinom mit oder ohne Ausdehnung bis zur Kapsel, aber noch auf die Prostata beschränkt,
- C/pT3: Tumor mit Invasion über die Prostata hinaus und/oder in die Samenblasen, jedoch noch lokal begrenzt,
- D/pT4: Tumor mit Invasion benachbarter Gewebestrukturen und Organe, Fernmetastasen.

Die Tumorgröße (T) wird in der Regel durch Abtasten des Prostatatumors vom Enddarm aus ermittelt, exakter möglich ist dies mit Ultraschall oder einem Computertomogramm.

Die Tumorausdehnung läßt sich am schnellsten mit Ultraschall bestimmen, der sich auch für Verlaufskontrollen eignet. Die Ultraschallsonographie ist zudem ohne Verwendung von Röntgenstrahlen und Radioaktivität die patientenschonendste Untersuchung und kann beliebig oft wiederholt werden.

Eine Spiegelung der Harnröhre und Blase (Urethrozystoskopie) sollte höchstens bei Verdacht auf Tumoreinbruch in die Harnröhre, den Blasenhals oder Blasenboden erfolgen.

Die größte diagnostische Grauzone besteht beim Nachweis bzw. Ausschluß eines Lymphknotenbefalls (N), weil die röntgenologische Darstellung der Lymphknoten im kleinen Becken und entlang der Bauchschlagader bei etwa einem Viertel der untersuchten Patienten sowohl falsch positive als auch falsch negative Befunde ergibt. Vor allem schließt eine negative (also keinen Verdacht auf Lymphknotenmetastasen ergebende) Lymphographie eine Metastasierung doch nicht aus. Auch eine Ultraschallsonographie oder Computertomographie helfen hier nicht weiter.

Pelvine Staging-lymphadenektomie

Das korrekteste, aber gleichzeitig für den Patienten belastendste Verfahren zur Beurteilung der Prostatalymphknoten bezüglich einer eventuell vorliegenden Metastasierung ist die sog. pelvine Staginglymphadenektomie, bei der die Prostatalymphknoten im kleinen Becken bereits einige Zeit vorher oder erst unmittelbar vor der geplanten Radikaloperation entfernt und untersucht werden. Dieses invasive Verfahren ist eine zwingende Voraussetzung für Patienten, bei denen eine radikale Prostatektomie oder äußerliche Strahlentherapie unter kurativer (heilender) Zielsetzung geplant ist. Werden die Prostatalymphknoten erst unmittelbar vor der geplanten radikalen Entfernung der Prostata untersucht, ist deren Beurteilung nur im sog.

Schnellschnittverfahren möglich, das im Gegensatz zum sog. Paraffinschnitt jedoch keine 100%ige Sicherheit gewährleistet.

TNM-System

Die Ermittlung des jeweiligen Tumorstadiums erfolgt mit Hilfe des sog. TNM-Systems, wobei T Tumor, N Lymphknoten und M Fernmetastasen bedeutet.

Die verschiedenen Definitionen von N und M:

N 0: Keine Lymphknotenmetastasen,
N 1: Metastase in einem einzigen Lymphknoten (nicht größer als 2 cm),
N 2: Metastase in einem einzigen Lymphknoten (größer als 2 cm) oder in mehreren Lymphknoten (keiner größer als 5 cm),
N 3: Lymphknotenmetastasen (größer als 5 cm),
M 0: keine Fernmetastasen,
M 1: Fernmetastasen (Skelett, Lunge, Leber usw.).

Krebsfrüherkennungsuntersuchung und Heilungschancen

Einer regelmäßigen Kontrolle sollte man nicht nur das eigene Auto unterziehen – sie sollte auch für den Körper selbstverständlich sein. Zumal nur die rechtzeitige Erkennung und operative Entfernung einer bösartigen Geschwulst Chancen auf eine definitive Heilung eröffnet.

Prostatakrebs wurde noch bis in die 70er Jahre bei vielen älteren Männern erst dann entdeckt, wenn sie wegen unklarer Kreuzschmerzen zum Arzt gingen und sich als Ursache ihrer Beschwerden Krebsmetastasen in der Wirbelsäule fanden. Vorher war die Prostata niemals untersucht worden.

Screening-probleme

Da es mit Ausnahme des Alters keine Risikofaktoren für Prostatakrebs bekannt sind, stellt sich die zentrale Frage, wie weit es durch ein Screening möglich sein wird, diesen Tumor in einem noch heilbaren Stadium zu entdecken. Screening bedeutet, den (noch) gesunden Teil der Bevölkerung davon zu überzeugen, sich freiwillig relativ einfachen, den Betreffenden nicht gefährdenden und ökonomisch vertretbaren regelmäßigen Vorsorgeuntersuchungen zu unterziehen, um unter Umständen ein noch keine Symptome verursachendes Erkrankungsstadium frühzeitig zu erfassen. Wird ein Prostatakarzinom entfernt, solange es die Organgrenze noch nicht überschritten hat, entspricht die Lebenserwartung des Betroffenen etwa derjenigen eines gesunden Altersgenossen.

! Die erhoffte Signalwirkung der seit 1971 von den gesetzlichen Krankenkassen angebotenen kostenlosen Krebsfrüherkennungsuntersuchung des Mannes über 45 ist leider ausgeblieben: Seit vielen Jahren beträgt die Beteiligungsrate nur rund 12% und die entsprechende »Erfolgsrate« früh entdeckter Prostatakarzinome lediglich 0,13%.

Die Frage »*To screen or not to screen*« muß nicht zuletzt wegen der durch ein flächendeckendes Screeningprogramm entstehenden hohen Kosten und der bis jetzt nicht ausreichenden Kenntnisse über den tatsächlichen Nutzen eines solchen Prostatakrebs-Früherkennungsprogramms offen bleiben. Noch kann nämlich niemand mit Sicherheit sagen, ob dadurch lediglich mehr Karzinome entdeckt oder auch tatsächlich mehr Menschenleben gerettet werden. Zumindest in Deutschland fehlt der Beweis, daß sich durch Prostatascreening die Zahl krebsbedingter Todesfälle verringert hat. Auch in den USA hat das vermehrt durchgeführte Prostatakrebs-Screening bei der männlichen Bevölkerung zwar zu einem verstärkten »Prostata-Bewußtsein« und einer größeren Anzahl entdeckter Karzinome, aber nicht zu einer Senkung der Sterblichkeitsrate geführt.

In Deutschland ist das Abtasten der Prostata vom Enddarm aus (DRE) bis jetzt die einzige von den gesetzlichen Krankenkassen vergütete Früherkennungsuntersuchung. Wenn man bedenkt, daß über zwei Drittel aller tastbaren Prostatakrebse zum Zeitpunkt ihrer Diagnose aber bereits im fortgeschrittenen Stadium und somit nicht mehr heilbar sind, andererseits kleine, lokal begrenzte und somit noch heilbare Karzinome jedoch oft gar nicht mit dem Finger zu tasten sind, ist dies ein unbefriedigender Zustand.

Der beste und wichtigste Screeningtest ist die Bestimmung des prostataspezifischen Antigens (PSA) im Serum – eine Untersuchung, die bei älteren Männern routinemäßig in etwa halbjährigen Abständen wiederholt werden sollte. Dieser Tumormarker eignet sich hervorragend zur Früherkennung eines Prostatakarzinoms, liefert gelegentlich allerdings auch falsch positive Werte.

Da in Deutschland über 80 verschiedene Bestimmungsverfahren für PSA auf dem Markt sind, die in ein und derselben Blutprobe z. T. sehr unterschiedliche PSA-Konzentrationen messen, sollte ein Patient – um die im Laufe der Zeit bei ihm bestimmten PSA-Werte miteinander vergleichen können – seine PSA-Kontrollen immer im gleichen Labor machen lassen und darauf achten, etwa 24 Stunden vor der

Blutabnahme keinen Geschlechtsverkehr gehabt und keine Radtour unternommen zu haben (weil hierdurch u. U. zu hohe PSA-Werte entstehen).

Ein Anstieg des PSA-Werts über 10 ng/ml ist der klinisch erkennbaren Manifestation eines Prostatakarzinoms durchschnittlich um drei Monate voraus. Bei Männern mit einem PSA-Wert über 10 ng/ml und einem verdächtigen Prostata-Tastbefund besteht nur noch eine 6%ige Chance, daß das Prostatakarzinom die Kapsel noch nicht durchbrochen bzw. überschritten hat und somit noch heilbar ist. Bei einem PSA-Wert zwischen 4 und 10 ng/ml und suspektem Tastbefund erhöht sich die Wahrscheinlichkeit einer durch Radikaloperation möglichen Heilung auf 50%.

Ektomie-Flut

Andererseits sollte aber auch nicht verschwiegen werden, daß die enorme Zunahme von PSA-Bestimmungen und die dadurch zwangsläufig größere Anzahl tumorpositiver PSA-Werte in jüngster Zeit zu einer Flut radikaler Prostatektomien geführt hat, die im einen oder anderen Fall möglicherweise gar nicht oder zumindest noch nicht notwendig gewesen wären!

Die Diagnose eines lokal begrenzten Prostatakarzinoms im Anfangsstadium bedeutete noch bis vor nicht allzu langer Zeit für den Betroffenen, daß er eine mögliche Heilung mit dem Verlust seiner Potenz und eventuell Harninkontinenz bezahlen muß. Andererseits bestand durchaus die Chance, daß er wegen der in den meisten Fällen nicht sicher voraussagbaren Wachstumstendenz seines Prostatakarzinoms auch ohne Radikaloperation möglicherweise noch mehrere Jahre relativ beschwerdefrei und vor allem mit erhaltener Potenz und Kontinenz hätte leben können.

Die Frage, ob Männer mit einem Prostatakarzinom im Frühstadium überhaupt von einer radikalen Prostatektomie profitieren oder ob damit nicht ein »Overtreatment« erfolgt, wird seit vielen Jahren diskutiert. Sicher trifft letzteres gelegentlich zu. Doch solange es noch keine für den einzelnen einwandfrei zuverlässigen Prognosefaktoren gibt, ist das Prostatakarzinom beim gegenwärtigen Stand unseres Wissens auch im Frühstadium als Krebs zu betrachten, der operativ entfernt werden muß.

Therapiemöglichkeiten beim Prostatakarzinom

Radikale Prostatektomie (RP)

Für den zum Zeitpunkt der Diagnose bedauerlicherweise nur in 10 bis 15% aller Fälle noch auf das Organ beschränkten, abgrenzbaren Krebs der Prostata ist die radikale Prostatektomie (zumindest in Deutschland und den USA) heute die Therapie der ersten Wahl. Voraussetzung sind ein guter Allgemeinzustand und eine zumindest statistische Lebenserwartung von noch mindestens 10 Jahren. Ein Patient sollte deshalb bei der Operation nicht älter als 70 Jahre sein.

Während bei der Operation eines Prostataadenoms bzw. einer BPH die Kontinuität zwischen Blase und Harnröhre erhalten bleibt, wird bei der radikalen Prostatektomie die gesamte Vorsteherdrüse zusammen mit den Samenblasen und der prostatischen Harnröhre entfernt. Der dadurch fehlende Harnröhrenabschnitt wird ersetzt durch Heranziehung des aus seiner Umgebung mobilisierten Blasenhalses an die membranöse Harnröhre und Fixierung durch entsprechende Nähte. Dann fehlt natürlich ein Teil der sog. Kontinenzstrecke der Harnröhe, und die Mehrzahl der operierten Patienten leidet einige Tage bis Wochen an einer vorübergehenden Streßinkontinenz; maximal 2% bleiben harninkontinent.

Viele Jahre war die radikale Prostatektomie gleichbedeutend mit Impotenz. Dieses Dilemma konnte durch die erstmals 1983 von P. Walsh beschriebene nervenschonende und damit potenzerhaltende Modifikation dieser Operation wenigstens teilweise behoben werden, die inzwischen auch in Deutschland an den meisten größeren urologischen Kliniken durchgeführt wird.

Potenzerhaltende Operationsvariante

Der Altersgipfel der radikal prostatektomierten Patienten liegt bei etwa 65 Jahren, somit in einem Alter, in dem ein aktives Sexualleben noch bei etwa zwei Dritteln der Betroffenen eine Rolle spielt. Wieweit bei der Operation zumindest ein Gefäßnervenbündel geschont werden kann oder besser »darf«, um die Potenz möglichst zu erhalten, hängt in erster Linie vom vorliegenden Tumorstadium ab. Für die Bewahrung der Potenz scheint es dabei von untergeordneter Bedeutung zu sein, ob das neurovaskuläre Bündel auf beiden Seiten oder nur einseitig erhalten bleibt. Im letzteren Fall erholt sich die Erektionsfähigkeit bei 60 bis 80% der auch vor der Operation noch potenten Männer wieder innerhalb eines Jahres.

Erscheint jedoch die nervenschonende Modifikation der radikalen

Abb. 36 Unterschied zwischen Prostataadenomektomie und radikaler Prostatektomie (nach C.-E. Alken, J. Sökeland)

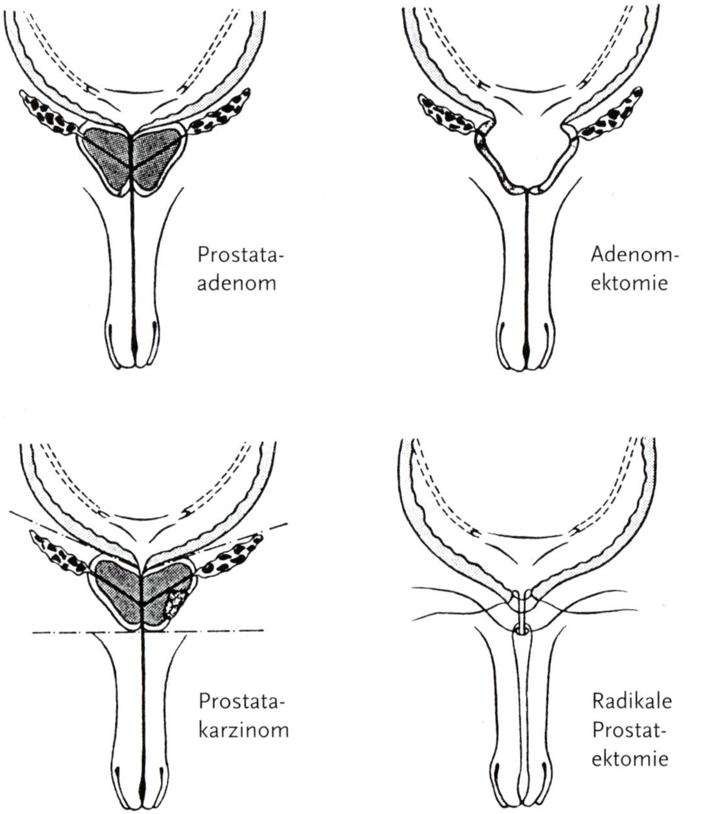

einseitiger Erhalt des Nervenbündels

Prostatektomie nicht ausreichend, sollte der zumindest einseitige Erhalt des Gefäßnervenbündels nur auf ausdrücklichen Wunsch des Betroffenen erfolgen und auch nur dann, wenn ein Tumorstadium A oder höchstens B vorliegt und eine schon vor der Operation bestehende Impotenz mit größtmöglicher Sicherheit ausgeschlossen werden konnte. Berücksichtigt man, daß eine radikale Prostatektomie überwiegend bei älteren Patienten erfolgt und etwa ein Drittel aller Männer über 60 und mehr als die Hälfte aller über 70jährigen bereits impotent ist, verringert sich die Zahl derjenigen, bei denen eine nervenschonende Operation noch einen Nutzen bringt, natürlich erheblich!

! Bei der lebensbedrohenden Diagnose Krebs tritt die Frage der Sexualität ohnehin in den Hintergrund, und nur eine Minderheit der Männer, die tatsächlich erst durch die radikale Prostatektomie ihre Potenz eingebüßt haben, verlangt anschließend noch nach der Implantation einer Penisprothese oder der sog. Potenzspritze (SKAT) in die Schwellkörper des Penis.

Angesichts dieser Tatsachen und unter Berücksichtigung aller möglichen Risiken sollte deshalb der Erhalt eines oder beider Gefäßnervenbündel eigentlich nur noch selten notwendig werden. F. Schreiter (Hamburg-Harburg) hat diese Problematik vor einigen Jahren folgendermaßen resümiert: »Ein Patient, der mit seinem zurückgelassenen Krebs zwar potent bleibt, aber daran stirbt, ist das Opfer eines fatalen medizinischen Irrtums!«

Positive Resektionsränder

Sog. positive Resektionsränder, d. h. mikroskopisch erkennbare Tumorreste an den chirurgischen Absetzungsrändern der entfernten Prostata mit ihrem Tumor, lassen sich jedoch selbst mit geübtesten Urologenhänden nicht immer mit letzter Sicherheit vermeiden. Krebszellen im Bereich des chirurgischen Schnittrands können die letzten und damit einzigen sein, d. h. der Absetzungsrand entspricht genau der Tumorbegrenzung, oder die jenseits des Schnittrands noch vorhandenen Krebszellen sterben durch die operative »Manipulation« und die hierdurch bedingte Minderdurchblutung des gequetschten Gewebes anschließend ab. Patienten mit positiven Absetzungsrändern entwickeln innerhalb von fünf Jahren nach der radikalen Prostateektomie in 36–58% der Fälle ein Lokalrezidiv.

Ist der Prostatakrebs nach der feingeweblichen (histologischen) Untersuchung der entfernten Vorsteherdrüse noch lokal begrenzt, neigen viele Urologen zu einer sog. Watch-and-wait-Strategie. Bei einem bereits deutlich über die Resektionsgrenze hinausgewachsenen Tumor sollte dagegen sofort eine antihormonelle Behandlung d. h. chemische Kastration durch LH-RH-Analoga erfolgen. Von einer zusätzlichen lokalen Strahlenbehandlung profitieren nur diejenigen Patienten, deren PSA-Wert nach der radikalen Postatektomie gegen Null abgefallen ist.

Watchfull waiting

Bei älteren Männern mit einer statistischen Lebenserwartung von weniger als zehn Jahren und einem lokalisierten, hochdifferenzierten Prostatakrebs von geringer biologischer Aktivität wird auch in Deutschland gelegentlich ein sog. watchfull waiting – ein abwartendes Beobachten mit engmaschigen Kontrollen – in Erwägung gezogen, wie dies in den skandinavischen Ländern und auch in England schon seit längerer Zeit üblich ist. Inzwischen gibt es genügend Hinweise, daß Patienten mit Prostatakrebs im Stadium A oder B mit dieser Strategie annähernd gleiche tumorspezifische 10-Jahres-Überlebenszeiten erreichen wie nach einer Radikaloperation.

Strahlentherapie

Eine Strahlenbehandlung des Prostatakarzinoms (in den Stadien A, B und C, ensprechend T 1–T 3) erscheint dann angezeigt, wenn ein Patient die radikale Prostatektomie (RP) ablehnt, weil er das höhere Risiko einer operationsbedingten Impotenz vermeiden möchte (die nach einer Strahlentherapie jedoch auch in bis zu 65% der Fälle eintritt), oder wenn die RP und dabei notwendige Narkose aus medizinischen Gründen nicht vertretbar sind.

Die Überlebensraten in den ersten zehn Jahren nach einer RP bzw. nach einer Strahlentherapie sind annähernd gleich. Somit wäre letztere für einen Mann mit einer Lebenserwartung von noch etwa zehn Jahren die Strahlentherapie eine gleichwertige Alternative zur RP.

Langzeitergebnisse nach radikaler Prostatektomie bzw. externer perkutaner (von außen durch die Haut erfolgender) Strahlenbehandlung sprechen allerdings mehr für das operative Vorgehen wegen der geringeren Anzahl von Lokalrezidiven bzw. Fernmetastasen und der längeren Überlebenszeiten. Die Krebszellen in der Prostata werden nämlich durch die bei der Strahlentherapie infolge Rücksichtnahme auf die unmittelbare Umgebung der Vorsteherdrüse limitierte Strahlendosis in der Regel nur zu einem mehr oder weniger hohen Prozentsatz abgetötet. Somit verbleiben lebende, wenn auch zunächst ruhende Tumorzellen in der Prostata, die dann auch noch nach Jahren ein Krebsrezidiv auslösen können. Für den medizinischen Laien sei der Vergleich erlaubt mit einem im Ring angeschlagenen Boxer, der bis 8 angezählt wird, sich dann aber wieder mühsam erhebt und weiterboxt. Deshalb sind die Ergebnisse hinsichtlich des tumorfreien Überlebens bei der Strahlentherapie langfristig um etwa 20 bis 30% schlechter als bei der RP.

Limitierte Strahlendosis

Es muß jedoch berücksichtigt werden, daß Patienten, die sich einer Strahlentherapie unterziehen, in der Mehrzahl der Fälle bereits an einem fortgeschrittenen Tumor leiden und in der Regel auch schon älter sind als diejenigen, bei denen eine RP erfolgt.

Als Beispiel hierfür sei eine bei 97 Patienten mit Prostatakrebs im Stadium A 2 bzw. B in den USA durchgeführte Studie erwähnt, nach der 90% der Operierten, aber nur 62% der Bestrahlten fünf Jahre überlebt haben.

Brachytherapie

Zu erwähnen ist noch die sog. *interstitielle Strahlentherapie (Brachytherapie)* mit dauerhaft oder vorübergehend in den Prostatatumor implantierten Radionukliden. Während dazu die Verwendung von

Jod-125 nach neueren Berichten nicht mehr zu empfehlen und in Deutschland der Einsatz von Gold-198 aus Strahlengründen wenig verbreitet ist, werden die besten Resultate mit Iridium-192 erzielt.

Palliativtherapie des fortgeschrittenen Prostatakarzinoms

Bedauerlicherweise ist Prostatakrebs zum Zeitpunkt der Diagnose bereits in etwa 80% der Fälle über Lymph- (lymphogen) und Blutgefäße (hämatogen) im Körper ausgebreitet und befindet sich somit in einem fortgeschrittenen, operativ nicht mehr heilbaren Stadium.

Bei den im folgenden zu besprechenden Therapiemöglichkeiten geht es deshalb darum, bestenfalls einen Aufschub, oft auch nur noch eine Linderung bereits bestehender Beschwerden zu erreichen.

Dabei ist zu unterscheiden zwischen den Männern, die noch keine Beschwerden haben oder zumindest weitgehend beschwerdefrei sind und bei denen eine Palliativtherapie eine Verschlechterung der Lebensqualität verhindern soll, und denjenigen, die bereits unter metastasenbedingten Knochenschmerzen leiden und bei denen deshalb vor allem eine schnell wirkende Therapie angezeigt ist. Für diese Männer steht die Wiederherstellung ihrer bereits eingebüßten Lebensqualität im Vordergrund, wobei die durch den Entzug von Androgenen (männlichen Hormonen) oder durch Chemotherapie bisweilen erreichbare dramatische Besserung ihrer Beschwerden oft an ein Wunder grenzt!

■ *Androgenentzug.* In den Jahren vor dem Zweiten Weltkrieg konnte Charles Huggins in zahlreichen experimentellen Untersuchungen den Beweis erbringen, daß das zu mehr als 90% in den Hoden entstehende männliche Hormon Testosteron (weniger als 10% stammen aus den Nebennieren) das Wachstum der Prostatakrebszelle fördert und dieses andererseits durch Kastration (Entfernung der Hoden) oder weibliche Hormone (Östrogene) gehemmt wird. Für diese wichtige, 1941 veröffentlichte Entdeckung erhielt Huggins 1966 den Nobelpreis.

Grundlage der palliativen Therapie

Seitdem ist Androgenentzug – gewissermaßen das Zudrehen des »Benzinhahns« für die Prostatakrebszelle – Grundlage der palliativen, also lindernden Behandlung beim fortgeschrittenen Prostatakarzinom – vorausgesetzt, der Tumor ist noch hormonempfindlich. Hierdurch läßt sich das Wachstum des Tumors verzögern und die Lebensqualität der Patienten verbessern, eine Verlängerung der Überlebenszeit ist allerdings nicht mehr möglich – weder mit einer sofortigen noch einer verzögerten Hormonbehandlung.

Um den Testosteronspiegel im Blut auf praktisch nicht mehr meßbare Werte abzusenken, ist die chirurgische Kastration das einfachste, zuverlässigste und kostengünstigste Verfahren.

Eine ebenfalls anhaltende Senkung des Plasma-Testosteronspiegels auf Kastrationswerte ist durch Zufuhr weiblicher Hormone (Östrogene) wie z.B. Diäthylstilbestrol zu erreichen. Beim fortgeschrittenen Prostatakarzinom wird jedoch auf die Östrogenbehandlung wegen des dabei deutlich erhöhten Risikos kardiovaskulärer (Herzkranzgefäß-) Komplikationen und des vermehrten Auftretens schmerzhafter Brustdrüsenschwellungen (Gynäkomastie) inzwischen weitgehend verzichtet.

! Ein zusätzliches Handikap ist der Zwang, die einmal begonnene Östrogenbehandlung lebenslänglich fortsetzen zu müssen, weil bei Absetzen dieser Therapie der Prostatakrebs meist bösartiger reagiert als vorher und sich dann gegen alle Behandlungsformen resistent verhält.

■ *Chemische Kastration durch LH-RH-Analoga.* Das in der Zwischenhirn-Anhangdrüse (Hypothalamus) gebildete LH-RH (Luteinisierendes Hormon-Releasing-Hormon) bewirkt, daß aus dem Hypophysenvorderlappen die sog. Gonadotropine (geschlechtsunspezifische, die Funktion der Keimdrüsen beeinflussende Hormone), FSH (Follikelstimulierendes Hormon) und LH (Luteinisierendes Hormon) freigestetzt werden, wobei LH beim Mann die Produktion von Testosteron in den Hoden steuert. Die kontinuierliche Langzeitapplikation eines sog. LH-RH-Analogons führt zur Hemmung der Hypophysenfunktion. Zunächst erfolgt ein kurzfristiger Anstieg von LH, FSH und Testosteron (sog. hormoneller »Flare-up«), und erst ein bis zwei Wochen später kommt es dann zu der therapeutisch erwünschten chemischen oder medikamentösen Kastration.

Gonadotropine

Die dabei auftretenden Nebenwirkungen äußern sich genau wie nach chirurgischer Kastration in Hitzewallungen und Schweißausbrüchen sowie Potenzverlust, der nach Absetzen des betreffenden LH-RH-Analogons aber meist wieder reversibel ist – vorausgesetzt, das Medikament wurde nicht schon zu lange eingenommen. Die während eines Flare-up meist auftretenden Knochenschmerzen sowie eine mögliche Zunahme von Harnabflußbeschwerden lassen sich durch ein Antiandrogen (am besten Cyproteron-Azetat oder Flutamid fünf Tage vor Beginn der Behandlung bis 10–14 Tage danach) abwenden.

Für Männer, die eine chirurgische Kastration, also eine operative Entfernung der Hoden, aus psychologischen Gründen ablehnen oder bei denen ein solcher Eingriff nicht angezeigt erscheint, sind LH-RH-Analoga eine gleichermaßen wirksame sowie nicht mit den Risiken einer Östrogentherapie belastete Alternative.

Bisher sind bereits mehr als 1400 LH-RH-Analoga synthetisch hergestellt worden, aber nur 5 – die Mehrzahl von ihnen als Depotpräparate, die einmal pro Monat unter die Haut bzw. in die Muskulatur gespritzt werden – haben klinische Bedeutung erlangt (Carcinil, Decapeptyl, Enantone, Suprefact und Zoladex). Eine neue Depotform von Suprefact (Profact) muß nur noch alle 8 Wochen subkutan, d. h. unter die Haut, injiziert werden; von Leuprorelin gibt es sogar schon ein 3-Monats-Depot (Trenantone).

Profact, Trenantone

Die durch eine chemische Kastration entstehende Schrumpfung bzw. Verkleinerung (Atrophie) der Hoden unterscheidet sich nach einer gewissen Zeit der Behandlung dann nur noch geringfügig von derjenigen nach chirurgischer Kastration und ist trotz anderslautender Berichte auch nach Absetzen des entsprechenden Präparats nicht mehr vollständig reversibel.

■ *Komplette Androgenblockade (KAB).* Durch chirurgische oder medikamentöse Kastration verringert sich das männliche Geschlechtshormon Testosteron im Körper um 90 bis 95%. Antiandrogene wie Cyproteron-Azetat oder Flutamid wirken im Gegensatz zu LH-RH-Analoga direkt auf die Prostatazelle, ohne dabei den Plasma-Testosteronspiegel zu verändern: Sie besetzen die eigentlich für Androgene reservierten Rezeptoren der Prostatazelle und schirmen so die Vorsteherdrüse weitgehend von den wachstumsstimulierenden Einflüssen der Androgene (DHT) ab.

Eine komplette Blockade (KAB) aller aus den Hoden und Nebennieren stammenden Androgene könnte demnach zumindest beim fortgeschrittenen Prostatakrebs ein erfolgversprechendes Therapiekonzept sein. Doch von den zahlreichen mit KAB durchgeführten klinischen Studien stehen 25 (mit insgesamt 8408 Patienten) ohne signifikante Vorteile dieser Therapie vier statistisch vorteilhaften Studien (mit insgesamt 1747 Patienten) gegenüber.

Bei der bisher größten von E. D. Crawford erhielten 603 Patienten mit einem metastasierten Prostatakarzinom im Stadium D eine KAB mit dem LH-RH-Analogon Leuprorelin und dem Antiandrogen Flutamid. Dadurch verlängerte sich die Zeitspanne bis zur erkennbaren Verschlimmerung ihres Tumorleidens (Tumorprogreß) im Vergleich zu den ausschließlich mit dem LH-RH-Analogon behandelten Patienten um durchschnittlich 2,5 Monate und die – keineswegs in jedem Fall erstrebenswerte – Überlebenszeit um 7,3 Monate. Bei genauerer Analyse dieser Zahlen profitierten die Patienten in noch gutem Allgemeinzustand stärker von der KAB als jene in bereits fortgeschrittenerem Tumorstadium.

! Deshalb bestehen nicht zu Unrecht gewisse Zweifel, ob bei einem weit fortgeschrittenen Prostatakarzinom durch eine KAB, deren monatliche Kosten bei über 1000 DM liegen, im Vergleich zu den bisher üblichen Verfahren des Androgenentzugs tatsächlich noch klinisch relevante Verbesserungen zu erzielen sind.

Die KAB mag vom hypothetischen Ansatz überzeugen, aber nicht hinsichtlich ihres effektiven Nutzens.

Intermittierende Androgenblockade

Erwähnt werden soll auch die seit Mitte der 80er Jahre an verschiedenen Kliniken, vor allem im Ausland, erprobte intermittierende Androgenblockade, d. h. die zeitweise Unterbrechung der beim Prostatakrebs üblichen Behandlung. Dies soll möglicherweise die Zeit bis zur Progression des Tumorleidens verlängern und den Vorteil haben, daß solche Patienten in der behandlungsfreien Zeit von einer verbesserten Lebensqualität profitieren. Noch fehlen aber entsprechende klinische Studienergebnisse, die erlauben, diese Therapievariante allgemein zu empfehlen.

Sekundärtherapie des metastasierten Prostatakarzinoms

Prostatakrebs in einem bereits fortgeschrittenem Stadium spricht in etwa 20% der Fälle von vornherein nicht mehr auf Androgenentzug an; bei 50 bis 70% kommt es trotz Androgenentzug innerhalb von 12 bis 18 Monaten doch zu einem fortschreitenden androgenunabhängigen Tumorwachstum. Wenn man weiß, daß in jedem Prostatakarzinom gleichzeitig androgenabhängige, noch androgenempfindliche, aber auch bereits androgenunabhängige Tumorzellen vorhanden sind und letztere mit zunehmender Entdifferenzierung (Verwilderung) des Tumors zahlenmäßig sogar noch zunehmen, dann sind die deprimierenden Ergebnisse des Androgenentzugs bei der Sekundärtherapie des metastasierten Prostatakarzinoms durchaus verständlich.

Das Schicksal eines Mannes mit fortgeschrittenem Prostatakrebs ist unabhängig von der Art der Behandlung eben gewissermaßen vorbestimmt durch die Anzahl androgenunempfindlicher Zellen in der Prostata.

Chemotherapie des hormonrefraktären Prostatakarzinoms

Weil Zytostatika auf Tumorzellen ausschließlich während deren Zellteilung einwirken können, die Zellteilung beim Prostatakrebs aber nur 2,9% beträgt (etwa $^{1}/_{15}$ derjenigen eines embryonalen Hodenkarzinoms!), kommen die bis jetzt zur Verfügung stehenden Zytostatika an 97% der Krebszellen eines Prostatakarzinoms gar nicht heran, d. h. es gibt beim hormonrefraktären Prostatakarzinom bis jetzt noch kein ausreichend wirksames Antikrebsmittel.

Deshalb erscheint eine Chemotherapie im fortgeschrittenen Stadium des Prostatakrebses auch ziemlich sinnlos, zumal sich hierdurch die sowieso schon stark eingeschränkte Lebensqualität der Betroffenen nur noch weiter verschlechtert.

Zur Linderung der durch einen fortgeschrittenen Prostatakrebs verursachten Schmerzen gibt es heute wirksame und vor allem verträglichere Mittel als Zytostatika.

Schmerzbehandlung des hormonunempfindlichen Prostatakarzinoms

Die symptomatische Schmerzbehandlung eines krebskranken Menschen, insbesondere in der Endphase des Leidens, gehört zu den persönlichsten und im Grunde genommen intimsten Aufgaben ärztlichen Handelns. Weil Krebsschmerz nicht nur ein körperliches Problem darstellt, kann auch eine entsprechende Therapie nicht allein mit Medikamenten erfolgen. Es gehört ebenso die Behandlung der emotionalen Empfindlichkeit eines Krebspatienten dazu, um ihn aus der Krebs-Schmerz-Spirale Schmerz → Angst → Einsamkeit → Hoffnungslosigkeit → Depression → Schmerzverstärkung → Angstverstärkung → Verstärkung der Hoffnungslosigkeit → Verstärkung der Depression usw. herauszuholen.

Krebs-Schmerz-Spirale

Da wir wissen, was Schmerz verstärkt, sollten wir uns auch darauf einstellen können, was den Schmerz verringern kann: Ablenkung von der Krankheit, Abbau von Langeweile, Sorge für guten Schlaf, Förderung neuer Interessen und Aktivitäten. Doch den Ärzten, dem Pflegepersonal und vor allem auch dem menschlichen Umfeld dieser leidenden Menschen fehlt es bedauerlicherweise meist an Zeit und Möglichkeiten, um die genannten psychischen Veränderungen durch entsprechende Begleitmaßnahmen und Zuwendung positiv zu beeinflussen und damit auch die Schmerzen zu verringern.

Wichtig bei der medikamentösen Schmerztherapie ist, daß eine Befreiung vom Tumorschmerz keine Therapie nach Bedarf, sondern eine regelmäßig durchzuführende Schmerzvorbeugung sein muß. Heutzutage gibt es bereits die verschiedensten technischen Möglichkeiten, um die Rückkehr der Tumorschmerzen zu verhindern (z. B. das Fentanylpflaster). Entscheidend ist, ein Schmerzmittel erneut einzunehmen, bevor der schmerzstillende Effekt der letzten Medikamentendosis nachläßt und bevor der Patient die nächste Schmerzmittelgabe für notwendig hält.

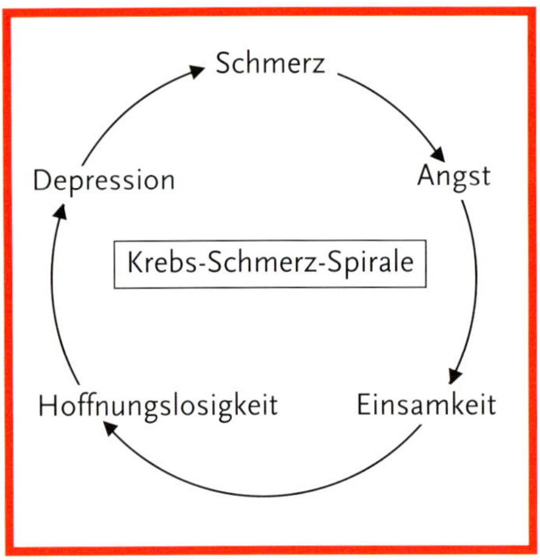

Abb. 37 Krebs-Schmerz-Spirale. Schmerz, Angst, Depression verstärken sich in Wechselwirkung

Nach dem Stufenplan der medikamentösen Schmerztherapie (siehe Tabelle 8) wird diese durch orale, peripher wirkende Schmerzmittel eingeleitet, die bei tumorbedingten Entzündungen oder einem durch Einwachsen des Tumors in die Umgebung entstehenden Spannungsschmerz oder schmerzhaften Knochenmetastasen eine gute bis sehr gute Aufhebung der Schmerzempfindung bewirken. Dabei sollte darauf geachtet werden, daß Schmerzmittel zur Linderung oder Beseitigung von Tumorschmerzen immer höher zu dosieren sind, als normalerweise empfohlen wird. Bei isolierten schmerzhaften Knochenmetastasen bewirkt auch eine lokale Röntgenbestrahlung in den meisten Fällen eine ausreichende Schmerzlinderung, muß dann aber häufiger wiederholt werden.

Strontiumchlorid

Bei generalisierter schmerzhafter Knochenmetastasierung hat sich die systemische Radionuklidtherapie mit [^{89}Sr] Strontiumchlorid bewährt, weil sie bei bis zu 80% der damit behandelten Patienten eine Schmerzlinderung hervorruft und bei 20% sogar eine bis zu sechs Monaten anhaltende Schmerzfreiheit.

Tab. 8

Stufenplan der medikamentösen Schmerztherapie bei Tumorpatienten (modifiziert nach Doenicke 1987)

1. Stufe: (peripheres) Schmerzmittel	
Metamizol (Novalgin®)	bis 1250 mg x 4 bis 6
Azetylsalizylsäure (Aspirin®)	bis 1250 mg x 4 bis 6
Paracetamol (Benuron®)	bis 800 mg x 3 bis 4
Diclofenac (Voltaren retard®)	bis 2 x 50 bis 150 mg
Erweiterung um ein Psychopharmakon	
Antidepressivum	Anafranil® Ludiomil®
Neuroleptikum	Haloperidol® Neurocil®
2. Stufe: (peripheres) Schmerzmittel oder Psychopharmakon + zentrales Schmerzmittel	
Valoron®	bis 100 mg x 6
Tramal Long®	bis 200 mg x 3
Temgesic® (sublingual)	bis 0,4 mg x 4
3. Stufe: Opiat oral + Psychopharmakon	
Morph. hydrochl.	10–20 mg x 5 bis 6
MST-Mundipharma®	10–30 mg x 2 bis 4
+ Neurocil®/Haloperidol®	
Fentanyl TTS Pflaster (Durogesic®)	Wirkungsdauer 48 bis 72 Std.
4. Stufe: zentrales Pharmakon als Dauerinfusion (24 Std.)	
Temgesic®/Anafranil®	
Morph. hydrochl. auch über einen Periduralkatheter (Dauerkatheter entlang dem Rückenmark)	

Hallwachs: Sekundärtherapie des metastasierten Prostatakarzinoms

Weil die Intensität der Schmerzempfindung durch psychische und emotionale Einflüsse mitbestimmt wird, spielen natürlich auch Psychopharmaka eine wichtige Rolle bei der Schmerztherapie. Antidepressiva und Neuroleptika haben eine schmerzdistanzierende Wirkung, durch die Krebspatienten einen innerlichen Abstand zu ihren Schmerzen bekommen und damit besser mobilisierbar und ansprechbar werden.

Sind tumorbedingte Schmerzen durch peripher wirkende Schmerzmittel nicht mehr ausreichend zu beherrschen, müssen zentral an-

Temgesic, MST

greifende Mittel, vor allem Temgesic oder MST, angewendet werden, gegebenenfalls in Kombination mit Psychopharmaka.

! In einem weit fortgeschrittenen Stadium der Erkrankung erscheint es nicht mehr angebracht, das Leben oder in gewissem Sinn schon das Sterben zu verlängern. Dann ist es ein Gebot der Nächstenliebe, einen krebskranken Mitmenschen bis zu seinem würdigen Ende zu begleiten.